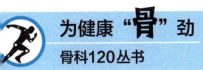

为健康"**骨**"劲

骨科120丛书

总顾问 刘昌胜 张英泽 戴尅戎
总主编 苏佳灿

骨与软组织肿瘤

120问

主编 ◎ 梁伟 何崇儒 李祖浩

 上海大学出版社

图书在版编目(CIP)数据

骨与软组织肿瘤 120 问 / 梁伟,何崇儒,李祖浩主编.
上海:上海大学出版社,2024. 7. --(为健康"骨"
劲 / 苏佳灿总主编). -- ISBN 978-7-5671-5027-0

Ⅰ. R738-44

中国国家版本馆 CIP 数据核字第 2024WP1743 号

策划编辑　陈　露
责任编辑　厉　凡
封面设计　缪炎栩
技术编辑　金　鑫　钱宇坤

为健康"骨"劲

骨与软组织肿瘤 120 问

梁　伟　何崇儒　李祖浩　主编

上海大学出版社出版发行
(上海市上大路 99 号　邮政编码 200444)
(https://www.shupress.cn)　发行热线 021-66135112)
出版人　戴骏豪

＊

南京展望文化发展有限公司排版
上海颛辉印刷厂有限公司印刷　　各地新华书店经销
开本 890mm×1240mm　1/32　印张 4.5　字数 90 千
2024 年 8 月第 1 版　2024 年 8 月第 1 次印刷
ISBN 978-7-5671-5027-0/R・67　定价 58.00 元

本书编委会

主　编　梁　伟　何崇儒　李祖浩

编　委　（按姓氏笔画排序）

　　　　朱崇尊（上海四一一医院）

　　　　孙宏琪（上海四一一医院）

　　　　李祖浩（上海交通大学医学院附属新华医院）

　　　　何崇儒（上海交通大学医学院附属新华医院）

　　　　张　竞（上海交通大学医学院附属新华医院）

　　　　陈严城（上海四一一医院）

　　　　梁　伟（上海交通大学医学院附属新华医院）

序　言

　　"岁寒,然后知松柏之后凋也。"意为一个人的节操与品行,只有在困境中才能显现。而我等从医者,正是立志守护人身之"松柏"——强健的骨骼。

　　骨为身之干,支撑起生命的屹立不倒。然世间疾病千奇百怪,骨疾尤为凶险。有如暗夜突袭的骨折创伤,似无声蚕食的骨质疏松,或如幽灵般游走的骨肿瘤……无不考验着骨科医者的智慧与经验。

　　本丛书以"强骨"为宗旨,撷取骨科领域精华,解答患者关切。自创伤骨科到关节外科,从脊柱到四肢,举凡骨科疑难疑点,图文并茂,一一道来。寓医理于浅言,蕴经验于问答。言简意赅却包罗万象,通俗晓畅而雅俗共赏。

　　本丛书共21个分册,涵盖骨科所有常见疾病,是目前国内最系统、最全面的骨科疾病科普系列丛书。从骨折、骨不连等常见创伤,到骨性关节炎、骨质疏松等慢性病,从关节镜微创技术到修复重建难题,从骨科护理常识到康复指导,可谓全方位、多角度、立体化地解答骨科常见疾病诊疗问题。120问的内容设计,聚焦读者最迫切的疑惑,直击骨科就诊最本质的需求,力求读者短时间内获取最实用的知识。这是一系列服务骨科医患共同的工具书，更是一座沟通医患的桥梁。

"岁月不居，时节如流。"随着人口老龄化加剧，骨科疾病频发。提高全民骨健康意识，普及骨科养生保健知识，已刻不容缓。我们坚信，树立正确观念，传播科学知识，能唤起公众对骨骼健康的关注，进而主动规避骨病风险。这正是本丛书的价值所在，亦是编写初衷。

让我们携手共筑健康之骨，守望生命之本，用"仁心仁术"抒写"岁寒不凋"的医者丰碑，用执着坚守诠释"松柏常青"的"仁爱仁医"。

"博观而约取，厚积而薄发"，愿本丛书成为广大读者的良师益友，为患者带去希望，为医者增添助力。让我们共同守护人体这座最宏伟的"建筑"，让健康的骨骼撑起每一个生命的风帆，乘风破浪，奋勇前行！

总主编 苏佳灿

2024 年 7 月

前　言

　　骨与软组织肿瘤,这一看似陌生的医学名词,实则可能潜伏在我们每个人的生活中。由于早期症状不明显,加之公众对此类疾病缺乏认知,很多患者往往在疾病发展至中后期才察觉,从而错过了最佳的治疗时机。因此,普及骨与软组织肿瘤的相关知识,提高公众的疾病防范意识,显得尤为重要。作为"为健康'骨'劲"科普丛书之一,《骨与软组织肿瘤120问》旨在为广大读者介绍骨与软组织肿瘤相关知识,以更好地了解和预防疾病。

　　目前,骨与软组织肿瘤在早期通常可以通过手术治疗、放疗、化疗等方法得到较好的治疗。尽管目前已有多种治疗方法,但这些治疗方法仍在不断发展,以满足现代医学的不断挑战和需求。无论您是患者或家属,还是临床工作者,我们都希望这本书能够为您提供有价值的信息和见解。

　　本书的特色在于以问答的方式呈现,围绕骨与软组织肿瘤疾病的各个方面,提供了120个问题的详细解答。这些问题涵盖了从基础知识到疾病诊治最新进展,立足患者需求,从肿瘤的认知、预防、规范诊疗、围术期管理等方面进行系统介绍,以通俗易懂的语言为读者解答疑惑并提供科学的指导。

与此同时，我们注意到大众对于医学科普知识的迫切需求，本书解答了一系列关于骨与软组织肿瘤诊治的常见问题。我们相信通过本书的推广和普及，能够帮助更多的人了解肿瘤、预防肿瘤、战胜肿瘤。

在此，我们感谢苏佳灿教授团队为编写本书所做的不懈努力和辛勤付出，也希望本书能够为推动我国肿瘤防治事业的发展起到积极的推动作用。

在本书编写过程中，参考和引用了国内外许多学术著作和文献，在此一并表示感谢。由于编者在繁忙的工作之余编写本书，如有错漏之处，恳请读者多提宝贵意见。

编　者

2024 年 6 月

目
录

第二篇 骨与软组织肿瘤的临床表现与诊断

第三篇 骨与软组织肿瘤的治疗

第四篇 **基因测序技术在骨与软组织肿瘤诊疗中的应用**

第五篇 **骨与软组织肿瘤各论**

第六篇 患者就诊、复查时的注意事项

第一篇
骨与软组织肿瘤的基础知识

1 肿瘤和骨与软组织肿瘤的区别是什么？

肿瘤的本质是机体细胞失去控制的异常增殖所形成的异常组织，大部分表现为肿块。增生的细胞不仅数量增多，而且形态结构、功能代谢、生长行为、抗原特性等方面均不同于正常细胞。肿瘤的一般形态与结构有以下几点：

（1）肿瘤的数目和大小：肿瘤的数目、大小不一。多为一个，有时也可为多个。肿瘤的大小与肿瘤的性质（良性、恶性）、生长时间和发生部位有一定关系。

（2）肿瘤的形状：肿瘤的形状多种多样，有息肉状（外生性生长）、乳头状（外生性生长）、结节状（膨胀性生长）、分叶状（膨胀性生长）、囊状（膨胀性生长）、浸润性包块状（浸润性生长）、弥漫性肥厚状（外生伴浸润性生长）、溃疡状伴浸润性生长。形状上的差异与其发生部位、组织来源、生长方式和肿瘤的良、恶性密切相关。

（3）肿瘤的颜色：一般肿瘤的切面呈灰白或灰红色，视其含血量的多寡、有无出血、变性、坏死等而定。有些肿瘤也会因其含有色素而呈现不同的颜色。因此,可以根据肿瘤的颜色推断为何种肿瘤,如脂肪瘤呈黄色,恶性黑色素瘤呈黑色,血管瘤呈红色或暗红色。

(4)肿瘤的硬度:与肿瘤的种类、肿瘤的实质与间质的比例及有无变性、坏死有关。实质多于间质的肿瘤一般较软;相反,间质多于实质的肿瘤一般较硬。瘤组织发生坏死时较软,发生钙化或骨化时则较硬。脂肪瘤很软,骨瘤很硬。

骨骼是人体重要的支撑结构,由骨细胞、骨基质和骨矿物质组成。当骨骼内的细胞异常生长或发生突变时,就会形成肿瘤,称为骨肿瘤。软组织是指连接骨骼与皮肤的结缔组织,包括肌肉、韧带、脂肪和血管等。当这些组织中的细胞发生异常生长或病变时,也会形成肿瘤,称为软组织肿瘤。

因此,骨与软组织肿瘤是广义肿瘤范畴内的具体类型之一,它们之间在定义、发病部位、特征、发病率、治疗与预后等方面存在显著的差异。对于疑似患有骨与软组织肿瘤的患者,应及时就医并接受专业医生的诊断和治疗建议。

骨与软组织肿瘤的发病率存在地区差异,且与多种因素有关,包括遗传、环境、生活习惯等。在全球范围内,骨与软组织肿瘤的发病率相对较低。骨肿瘤发病率低,占全身肿瘤的2%～3%,且骨肿瘤可生长于全身各骨骼部位。在成人恶性肿瘤中占比小于1%,在儿童恶性肿瘤中占比为15%。良性软组织肿瘤的发病率为3 000/100万,恶性为30/100万,软组织肿瘤与骨肿瘤的发病率之比为2∶1。

什么是瘤样病变?

瘤样病变也称为肿瘤样病变或类肿瘤病变,是指一组与肿瘤在影像学、组织学和临床表现上相似,但本质上是非肿瘤性病变的疾病。这些病变可以是良性的,也可以是恶性的,但它们与真正的肿瘤有所不同。

瘤样病变的发病原因多种多样,包括炎症、损伤、过敏反应、自身免疫性疾病等。这些病变在组织形态和生物学行为上与肿瘤相似,但它们不是肿瘤。例如,炎性假瘤是一种由炎症引起的瘤样病变,其外观和影像学表现与肿瘤相似,但它是由于炎症刺激引起的,而不是肿瘤细胞增殖的结果。

瘤样病变在临床上具有一定的诊断和治疗难度。有时,它们会被误诊为肿瘤,导致对患者施以不必要的手术、放疗或化疗等治疗。因此,医生需要结合患者的临床表现、影像学检查和病理学检查结果,进行综合分析,以明确诊断。

对于瘤样病变的治疗,通常采用与肿瘤不同的方法。例如,对于炎性假瘤等良性瘤样病变,一般采用抗炎治疗和观察随访;对于恶性瘤样病变,则需要根据具体情况制定综合治疗方案。

3 错构瘤是真性肿瘤吗？

错构瘤不是真性肿瘤。错构瘤是一种组织异常的肿块，通常是由正常组织的异常组合和排列形成的。它是一种不具有肿瘤生长特点的病变，因此不属于真性肿瘤。

错构瘤的发病原因尚不明确，可能与遗传、环境、生活习惯等多种因素有关。它的发病部位和性质各异，常见的错构瘤包括脂肪瘤、血管瘤、骨瘤等。错构瘤的性质通常为良性，但也有恶性的情况。

错构瘤的治疗方法主要是手术切除。对于较小的错构瘤，可以定期观察和复查；对于较大的、有症状的或疑似恶性的错构瘤，应及时进行相关的检查和诊断，并进行手术治疗。

总之，错构瘤不是真性肿瘤，而是一种组织异常的肿块。它的发病原因和性质各异，治疗方法主要是手术切除。对于疑似错构瘤的患者，应及时进行相关的检查和诊断，以便早期发现和治疗。同时，对于已经确诊的患者，应根据病情制定个性化的治疗方案，以提高治疗效果和生活质量。

4 为何有时我们称骨肿瘤为"瘤"，有时称之为"肉瘤"？"肉瘤"与平时最常听到的"癌"有何区别？

"瘤"通常指起源于上皮组织的恶性肿瘤，如我们经常听到的癌症。这些肿瘤通常与细胞的异常增生和分化不良有关,如肺癌、胃癌、食管癌等。

而"肉瘤"则是指起源于间叶组织的恶性肿瘤,这些肿瘤主要包括纤维肉瘤、脂肪肉瘤、平滑肌肉瘤等。与起源于上皮组织的恶性肿瘤相比,起源于间叶组织的恶性肿瘤在生物学行为和治疗方法上有所不同。此外,不同类型的癌和肉瘤在发病年龄、部位、生长速度、侵袭性等方面也存在差异。

因此,骨肿瘤有时被称为"瘤",有时则被称为"肉瘤",取决于其起源的组织类型。

 哪些人容易患上恶性骨与软组织肿瘤?

恶性骨与软组织肿瘤的发生与多种因素有关,包括遗传、环境、生活方式等。虽然任何人都可能患上恶性骨与软组织肿瘤,但以下人群的患病风险相对较高:

(1)遗传易感人群:部分恶性骨与软组织肿瘤具有明显的家族聚集性,因此有家族病史的人患病风险较高。例如,尤因肉瘤、骨肉瘤等可能与遗传因素有关。

(2)青少年人群:青少年时期是骨骼和软组织生长最快的时期,因此青少年人群容易受到外界环境因素的影响,发生恶性骨与软组织肿瘤的风险相对较高。

(3)老年人群:随着年龄的增长,身体的免疫功能逐渐下降,容易受到外界病毒和细菌的侵袭,从而增加患恶性骨与软组织肿瘤的风险。

（4）长期接触有害物质的人群：长期接触放射线、化学物质等有害物质的人群,可能增加患恶性骨与软组织肿瘤的风险。

（5）患有其他疾病或接受过相关治疗的人群：如患有其他恶性肿瘤、长期接受放疗或化疗等治疗的人群,可能增加患恶性骨与软组织肿瘤的风险。

 骨与软组织肿瘤按良恶程度分为哪几类?

根据世界卫生组织发布的《软组织和骨肿瘤 WHO 分类》（2020 版）,分为良性、恶性及中间性（局部侵袭性）。

良性肿瘤的生长速度较慢,其组织结构与恶性肿瘤相比,紊乱程度低,更具器官特征。细胞趋于分化且趋向于成熟,并具有其固有的特殊功能,呈膨胀性生长。但常局限在相应的组织中并有完整的包膜。在完全切除后,多数可不复发。也很少发生转移。例如,良性的巨细胞瘤、成骨细胞瘤等。

尽管低度恶性肿瘤的生长速度很缓慢,但是与良性肿瘤相比,其生长速度仍较快,形体也可能大一些,部分会呈侵入性生长,其边界不如良性肿瘤清楚。如切除不彻底,肿瘤可能复发。低度恶性肿瘤虽然不常转移,但原发肿瘤本身及其局部的复发均可发生进行性的恶化而最终成为高度恶性肿瘤。

高度恶性肿瘤生长速度一般很快,且不受限制。细胞形态不规则,组织结构异常。细胞分化、成熟及其固有的特殊功能等缺失或减弱,呈现或多或少的异常现象,呈浸润性生长。故新生物与周围组织界限不清。如切除范围不够广泛,以及不包括周围健康组织,或非完整地切除所有组织解剖间隙,则常可复发并转移。例如,骨肉瘤、尤因肉瘤等。

肿瘤不是"非白即黑",有些肿瘤被称为中间性肿瘤,它们是一类低度恶性肿瘤,同时具有良性肿瘤和恶性肿瘤的某些特征,如生长缓慢、复发迟,类似良性肿瘤,但它又可以发生转移,只不过转移率较低。

7 原发性骨肿瘤与继发性骨肿瘤是按什么划分的?

原发性骨肿瘤与继发性骨肿瘤是按照肿瘤的发生来源和性质进行划分的。

原发性骨肿瘤是指肿瘤起源于骨骼系统的组织,包括良性和恶性两种类型。这类肿瘤通常在骨骼部位发病,并可能伴随有疼痛、肿胀、功能障碍等症状。原发性骨肿瘤的病因可能与遗传、环境等因素有关。

继发性骨肿瘤则是指肿瘤由其他组织器官的恶性肿瘤转移至骨骼部位引起的。这些肿瘤细胞通常来自其他部位的恶性肿瘤,如肺癌、乳腺癌等,通过血液循环或淋巴循环等途径转移到骨骼部位,并在骨骼部位继续生长形成肿瘤。继发性骨肿瘤的症状通常与原发性骨肿瘤相似,但治疗方法和预后可能因原发肿瘤的类型和分期而有所不同。

因此,原发性骨肿瘤和继发性骨肿瘤的主要区别在于它们的发病原因不同。原发性骨肿瘤是由骨骼系统自身的细胞发生恶变形成的,而继发性骨肿瘤则是由其他部位的恶性肿瘤转移至骨骼部位形成的。

8 常见的原发性良性骨肿瘤和原发性恶性骨肿瘤有哪些?

良性骨肿瘤占所有原发性骨肿瘤的半数以上,但其发病率可能仍然被低估,因为很多良性骨肿瘤患者没有症状,因此不来医院就诊。原发性良性骨肿瘤中,以骨软骨瘤最为多见,其次为软骨瘤、非骨化性纤维瘤、骨样骨瘤、软骨母细胞瘤、骨软骨黏液纤维瘤、骨母细胞瘤。

骨肉瘤(35%)、软骨肉瘤(30%)和尤因肉瘤(16%)是最常见的三种原发性恶性骨肿瘤。其中,骨肉瘤和尤因肉瘤好发于青少年,发病率男性略高于女性,多发于股骨远端、胫骨近端和肱骨等长骨干骺端,是青少年致残、致死的常见肿瘤。在我国,发病率为2~3/100万。除了以上三种常见的原发性恶性骨肿瘤外,还有其他类型的恶性骨肿瘤,如纤维肉瘤、脂肪肉瘤等。

转移性骨肿瘤与原发性骨肿瘤相比有何不同?

转移性骨肿瘤与原发性骨肿瘤在发病机制、生长特点和治疗手段等方面存在明显的不同。

首先,发病原因不同。原发性骨肿瘤是起源于骨骼系统的肿瘤,而转移性骨肿瘤则是由其他部位的恶性肿瘤转移至骨骼部位形成的。其次,生长方式不同。原发性骨肿瘤通常在局部生长,而转移性骨肿瘤则通常在全身扩散。

转移性骨肿瘤在临床上比原发性骨肿瘤多见,甚至有些癌症患者就是以骨转移作为首发症状就诊的。这种情况下,患者一来就是晚期,预后多数比较差。

此外,治疗手段也不同。原发性骨肿瘤通常采用手术切除、放疗、化疗等方法进行治疗,而转移性骨肿瘤则通常采用姑息性治疗,以减轻症状、提高生活质量为主。

 常见的原发性恶性软组织肿瘤有哪些?

常见的原发性恶性软组织肿瘤包括脂肪肉瘤、纤维肉瘤、滑膜肉瘤、恶性周围神经鞘瘤等。这些肿瘤通常具有浸润性生长、易复发、易转移等特点,需要及时诊断和治疗。

其中,脂肪肉瘤是软组织恶性肿瘤中最常见的类型之一,多见于成年人,好发于四肢及躯干,生长迅速,可出现局部浸润生长,与正常组织分界不清。纤维肉瘤也是一种常见的原发性恶性软组织肿瘤,多见于四肢皮下组织,可出现疼痛、肿胀等症状。滑膜肉瘤则是一种起源于关节滑膜组织的恶性肿瘤,多见于青少年,生长缓慢,可出现关节疼痛、肿胀等症状。恶性周围神经鞘瘤则是一种起源于神经鞘膜的恶性肿瘤,多见于成年人,可出现疼痛、麻木等症状。

11 软组织肿瘤有哪些特点?

软组织肿瘤是发生于软组织(包括脂肪、肌肉、神经、血管等)的肿瘤,具有以下特点:

(1)良性肿瘤多见:软组织肿瘤多数为良性,只有一小部分为恶性。良性肿瘤通常生长缓慢,边界清晰,不会扩散和转移,但可能会压迫周围组织。

(2)部位无特异性:软组织肿瘤可以发生在身体的任何部位,但下肢是最常见的发病部位。

(3)恶性程度较低:大多数软组织肿瘤为良性,恶性软组织肿瘤相对较少见。即使是恶性软组织肿瘤,其恶性程度也通常较低,生长速度较慢。

(4)手术切除为主:对于良性软组织肿瘤,手术切除是主要的治疗方法。对于恶性软组织肿瘤,手术切除联合放疗、化疗等综合治疗手段可以提高治愈率和生存率。

（5）易复发：部分良性软组织肿瘤在手术后可能会复发，需要密切随访观察。

12 体表肿物就是软组织肿瘤吗？

体表肿物并不等同于软组织肿瘤。体表肿物是指来源于皮肤、皮肤附件、皮下组织等浅表皮肤软组织的肿瘤或其他病变，包括良性和恶性病变。而软组织肿瘤主要是指起源于软组织（如肌肉、脂肪、血管等）的肿瘤，是一种相对较为常见的肿瘤。

因此，体表肿物和软组织肿瘤是两个不同的概念，不能相互混淆。虽然它们都可能表现为体表的肿块，但它们的起源和性质可能不同。

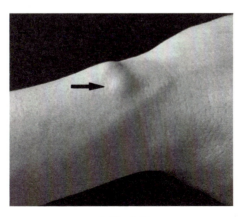

手腕部包块

13 骨与软组织肿瘤未得到及时治疗会有哪些危害？ 如何预防呢？

骨与软组织肿瘤未得到及时治疗可能会有以下危害：

（1）肿瘤可能会恶化：如果骨与软组织肿瘤在早期被忽视，随着时间的推移，肿瘤可能会逐渐增大，并向周围组织浸润，甚至发生远处转移，导致病情恶化。

（2）错过最佳治疗时机：骨与软组织肿瘤在早期通常可以通过手术切除、放疗、化疗等方法得到较好的治疗。但如果被忽视，错过了最佳治疗时机，肿瘤可能会变得难以治疗，甚至无法治愈。

（3）疼痛和功能障碍：随着肿瘤的增大，它可能会压迫周围组织，导致疼痛、肿胀和功能障碍。这种症状可能会影响患者的日常生活和工作能力。

（4）心理和精神压力：骨与软组织肿瘤被忽视后，患者可能会感到焦虑、恐惧、无助等心理和精神压力，骨与软组织肿瘤未被早发现，患者对后期治疗及预后的未知从而产生上述心理压力。这会对患者的身心健康产生负面影响。

如果怀疑患有骨与软组织肿瘤，建议及时进行相关检查和治疗。即使症状不明显，也应该尽早就医，以便早期发现和治疗。

预防需要从多个方面入手，以下是一些建议：

（1）避免暴露于危险因素中：骨与软组织肿瘤的发生与暴露于某些危险因素中有关，如辐射、化学物质、病毒等。因此，应尽

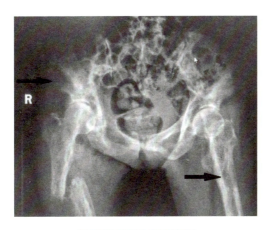

乳腺癌晚期全身骨转移

量避免暴露于这些危险因素中,尤其是对于那些具有遗传易感性的人来说。

(2)保持健康的生活方式:保持健康的生活方式可以降低骨与软组织肿瘤的患病风险。这包括保持健康的饮食习惯,多吃新鲜水果、蔬菜和全谷物,避免过度饮酒和吸烟,保持适当的体重等。

(3)避免过度劳累和压力:长期过度劳累和压力可能导致身体免疫力下降,从而增加罹患肿瘤的风险。因此,要合理安排工作和生活,避免长时间处于高压状态。

(4)定期体检:定期体检可以帮助及时发现骨与软组织肿瘤的早期迹象,提高治疗效果。建议定期进行体检,尤其是对于那些具有家族遗传史或高危因素的人。

(5)增强身体免疫力:身体免疫力是预防肿瘤的重要因素之

一。可以通过适当的锻炼、保持良好的睡眠习惯、避免感染等途径来增强身体的免疫力。

总之,预防骨与软组织肿瘤的发生需要从多个方面入手,包括避免暴露于危险因素中、保持健康的生活方式、避免过度劳累和压力、定期体检以及增强身体免疫力等。对于那些具有家族遗传史或高危因素的人来说,更应该加强预防措施,及时进行检查和治疗。

14 人体体表的常见包块有哪些?

最常见的有脂肪瘤、皮脂腺囊肿、皮下纤维瘤、痣、血管瘤等。绝大部分是良性,有些由外伤引起,有些内有异物,更多的则是原因不明。体表包块哪怕很小,也不能坐视不理,不痛不痒的包块初期可观察,如果生长迅速或酸痛感明显则需要及时到医院就诊。

15 发现脂肪瘤、皮脂腺囊肿、皮下纤维瘤该如何处置?

脂肪瘤是临床上最常见的软组织良性肿瘤,主要发生在四肢、肩背部和腹部的皮下组织,通常由分化成熟的脂肪组织组成,没有细胞异型性。脂肪瘤通常为单发或多发的皮下扁平肿块,质地柔软,皮肤多无明显异常。一般情况下,脂肪瘤不会癌变。然而,极少数情况下,脂肪瘤可能会恶变为脂肪肉瘤,这是一种罕见但恶性程度较高的恶性肿瘤,需要及时治疗。因此,如果患者发现自己有脂肪瘤,一般情况下无须过度担心,可以进行观察和定期检查。

如果脂肪瘤增大、疼痛、活动范围受限等情况出现,应及时就医,并遵从医生的建议,可能需要进行手术治疗。此外,如果脂肪瘤出现快速生长、溃疡、出血等症状,也应该引起重视,及时进行相关检查和治疗。如果怀疑患有脂肪瘤的患者需要进一步鉴别是否存在癌变的风险,通常医生会通过多种检查手段如超声检查、CT 检查、MRI 检查等进行评估。如果检测到存在癌变的风险,医生可能会建议手术切除脂肪瘤。

皮脂腺囊肿是指皮脂腺导管堵塞后,分泌物聚积形成的囊肿,又称为粉瘤。这是最为多见的一种皮肤良性肿物,很多人都曾有过长粉瘤的经历,尤其是处于生长发育旺盛期的青年人。常发生在成人头、面、背或臀部。生长缓慢,可无症状,并发感染时可有红、肿、热、痛。皮脂腺囊肿呈圆形,边界清楚,基底可推动,与皮肤粘连。中央处可见黑色毛囊孔,挤压或破溃后流出白色皮脂,可以此与脂肪瘤等鉴别。

皮脂腺囊肿往往并发感染,造成囊肿破裂而暂时消退,但会形成瘢痕,并且易于复发。皮脂腺囊肿癌变的机会极为罕见。手术是皮脂腺囊肿唯一的治疗方法。如果术前有红、肿、热、痛等炎症表现,则应首先控制炎症,再手术。

皮下纤维瘤又称皮肤纤维组织细胞瘤,是一种发生于真皮的常见良性病变。皮下纤维瘤的症状包括皮肤局部向外突起、压痛等。发现皮下纤维瘤的处置方法主要包括以下步骤：

（1）观察肿块部位：首先需要观察肿块的位置、大小、形状、质地、边界等特征。这些特征将有助于判断肿块的性质。

（2）影像学检查：皮下纤维瘤一般需要通过影像学检查，如超声检查、CT检查等，进行诊断。通过影像学检查可以了解肿块内部的质地、血流等情况，从而判断肿块的良、恶性。

（3）病理学检查：如果医生怀疑皮下纤维瘤是恶性的，或者需要进一步确定肿块的性质，可能会进行病理学检查。病理学检查通常是通过穿刺或者手术切除部分肿块组织，进行显微镜下观察，以确定肿块的良、恶性。

（4）手术治疗：皮下纤维瘤的治疗通常以手术切除为主。手术切除可以彻底去除肿块，减少复发的风险。对于较大的肿块，可能需要进行扩大切除。手术后需要进行病理学检查以确认肿块是否已经完全切除干净。

（5）药物治疗：对于多发性皮下纤维瘤或者不能耐受手术的患者，医生可能会建议使用药物治疗。药物治疗可以缓解症状，控制肿瘤的生长。常用的药物包括激素类药物、免疫抑制药等。

16　痣与黑色素瘤的区别？

痣和黑色素瘤是两种完全不同的皮肤病变，以下从几个方面对它们进行比较：

（1）定义和性质：痣是一种常见的皮肤良性肿瘤，通常由黑色素细胞增生引起。黑色素瘤是一种高度恶性的肿瘤，通常由黑色素细胞的恶性转化引起。

（2）外观和形态：痣通常呈现为圆形或椭圆形的斑块，颜色可以是黑色、棕色或肉色，表面光滑，边缘清晰。黑色素瘤通常表现为不规则的斑块或结节，颜色通常是黑色或深棕色，表面不光滑，边缘模糊。

（3）生长速度：痣的生长速度通常较慢，变化不大。黑色素瘤的生长速度则通常较快，短时间内可能出现明显的变化。

（4）症状：痣通常无症状，少数情况下可能出现疼痛或瘙痒。而黑色素瘤可能会引起疼痛、瘙痒、破溃等症状，且可能发生转移。

（5）风险因素：大多数情况下，痣是良性的，但在某些情况下可能会转变为恶性黑色素瘤。黑色素瘤的发生与遗传、环境因素等有关。

（6）诊断和治疗：痣的诊断通常基于外观和形态，有时需要进行病理学检查以确定其性质。治疗方法通常包括手术切除、激光治疗等。而黑色素瘤的诊断需要进行病理学检查，以确定其恶性程度和转移情况。黑色素瘤的治疗通常包括手术切除、放疗、化疗等综合治疗。

总之，痣和黑色素瘤是两种不同的皮肤病变，它们的性质、外观和形态、生长速度、症状、风险因素和诊断治疗方法都有所不同。如果发现皮肤上有可疑的斑块或结节,建议及时就医进行诊断和治疗。

 17 发现血管瘤该如何处置?

血管瘤是一种常见的良性肿瘤,通常由血管异常增生引起。它通常在出生时或出生后不久出现,并且可能会随着年龄的增长而增大。血管瘤可以是皮肤表面的,也可以是深部的。

血管瘤的处理方法取决于其类型、位置、大小和症状。以下是一些常见的处理方法:

(1)观察随访:对于小型、无症状的血管瘤,医生可能会建议观察随访。定期进行体格检查和影像学检查,以监测血管瘤的变化情况。

(2)药物治疗:对于某些类型的血管瘤,医生可能会建议使用药物治疗。常用的药物包括激素类药物、免疫抑制药等,可以减轻症状并控制肿瘤的生长。

(3)手术切除:对于较大的、有症状的血管瘤,医生可能会建议手术切除。手术方法包括局部切除和扩大切除,以彻底去除病变组织并减少复发的风险。手术后需要进行病理学检查以确认切除的组织是否完整。

(4)激光治疗:激光治疗是一种非侵入性的治疗方法,可以用于治疗皮肤表面的血管瘤。激光能够精确地作用于病变组织,减少对周围正常组织的损伤。

18 骨与软组织肿瘤的病因有哪些?

骨与软组织肿瘤的形成与多种因素有关,包括遗传因素、物理因素、化学因素等。

首先,遗传因素是骨与软组织肿瘤形成的重要原因之一。一些肿瘤,如多发性骨髓瘤和软骨瘤等,具有遗传倾向,家族中有相关病史的人患病的概率较高。此外,一些基因突变也可能导致肿瘤的发生。

其次,物理因素也是骨与软组织肿瘤形成的原因之一。例如,辐射等物理因素可以导致 DNA 损伤,进而引发肿瘤。长期接触放射性物质或接受大剂量放射治疗的人群患骨与软组织肿瘤的风险较高。

此外,化学因素也是骨与软组织肿瘤形成的原因之一。一些化学物质,如石棉、苯等,可以诱发肿瘤。长期接触这些化学物质的人群患骨与软组织肿瘤的风险较高。

另外,一些环境因素也可能导致骨与软组织肿瘤的发生。例如,长期吸烟、饮酒等不良生活习惯可能增加患肿瘤的风险。此外,一些职业暴露也可能导致骨与软组织肿瘤的发生,如长期接触石油、焦油等化学物质的工作者。

最后,骨与软组织肿瘤的发生还可能与内分泌因素有关。一些内分泌激素的异常分泌可能导致肿瘤的发生。

总之,骨与软组织肿瘤的形成是由多种因素共同作用的结果。遗传因素、物理因素、化学因素、环境因素和内分泌因素等都可能对肿瘤的发生起到重要作用。因此,预防和治疗骨与软组织肿瘤需要综合考虑多种因素,包括遗传倾向、生活习惯、环境因素等,以降低患肿瘤的风险。

19 骨与软组织肿瘤发生后的病理、生理变化有哪些?

主要表现在以下几个方面:

(1)组织形态:肿瘤组织在显微镜下观察,可发现其细胞形态、排列方式与正常组织有明显差异。例如,骨肉瘤的肿瘤细胞可分泌大量异常的胶原蛋白,导致肿瘤组织的硬度增加。

(2)生长方式:骨与软组织肿瘤的生长方式往往无序,且可能侵袭性生长,突破基底膜向周围组织浸润。

(3)转移:骨与软组织肿瘤可能发生转移,即肿瘤细胞通过血流、淋巴管等途径扩散到身体的其他部位。

(4)对机体的影响:骨与软组织肿瘤可能会压迫周围组织,影响肢体功能,或堵塞淋巴管,导致水肿等。

(5)免疫反应:人体免疫系统在发现并攻击肿瘤细胞方面起着重要作用。然而,骨与软组织肿瘤可能会通过各种方式逃避或抑制免疫反应,从而在体内持续生长。

20 骨与软组织肿瘤会遗传或传染吗？

　　恶性肿瘤不会传染。肿瘤的发生与个体差异、致癌因素等有关，而传染病的发生需要有传染源、传播途径和易感人群。骨与软组织肿瘤不属于传染性疾病，不会通过直接接触传染给他人。

　　骨与软组织肿瘤可能会遗传。骨与软组织肿瘤可能与家族遗传有关。有研究显示，家族中有骨与软组织肿瘤患者的人群，患病风险可能增加。这可能是由于遗传因素导致的，也可能是因为家族成员共同的生活环境和习惯，如接触有毒物质等，增加了患病的可能性。然而，即使家族中有骨与软组织肿瘤患者，也不意味着每个家族成员都会患病。这取决于多种因素，包括遗传、环境、生活习惯等。

　　如果担心自己或家人患有骨与软组织肿瘤，建议尽早就医，进行相关检查和治疗。

21 骨与软组织肿瘤生长有哪些特点？

　　骨与软组织肿瘤的生长特点因肿瘤的性质和部位而异。

　　一般来说，良性骨与软组织肿瘤的生长相对缓慢，边界清晰，包膜完整，不会浸润周围组织，也不会发生转移。具体来说，良性骨与软组织肿瘤的生长通常比较局限，不会扩散到身体其他部位。肿瘤的形状和大小取决于其生长部位和性质。例如,骨软骨瘤、骨样骨瘤等良性肿瘤通常呈圆形或椭圆形,而脂肪瘤、纤维瘤等则呈扁平状或分叶状。良性肿瘤的生长速度通常较慢,不会引起明显的症状,但有时也会压迫周围组织或引起疼痛。

恶性骨与软组织肿瘤的生长速度较快,容易浸润周围组织,且容易发生转移。转移是指肿瘤细胞通过血液循环或淋巴管转移到身体其他部位,是恶性肿瘤的一个重要特点。恶性骨与软组织肿瘤的形状和大小通常不规则,边界不清,形状多样,可以浸润周围组织并破坏正常结构。恶性骨与软组织肿瘤的生长会破坏正常组织,导致疼痛、肿胀、功能障碍等严重症状。

骨与软组织肿瘤的生长特点对于诊断和治疗具有重要意义。

22 患者年龄与好发骨与软组织肿瘤类型有联系吗?

患者的年龄与好发骨与软组织肿瘤类型也有一定的联系。不同年龄段的患者面临不同的骨与软组织肿瘤风险,这与他们的遗传、环境暴露、生活习惯等因素有关。以下是一些关于患者年龄与好发骨与软组织肿瘤类型的关系:

(1)儿童和青少年:儿童和青少年时期,良性肿瘤较为常见,如骨软骨瘤、软骨瘤、脂肪瘤等。这些肿瘤通常与骨骼生长发育过程中的基因突变有关,也可能是某些病毒感染或其他环境因素所导致。

（2）成年人（20～40岁）：在成年人中，骨肉瘤、尤因肉瘤、滑膜肉瘤等恶性肿瘤较为常见。这些肿瘤的发生可能与环境因素（如紫外线、化学物质、生活习惯、饮食等）有关。

（3）中老年人（40岁以上）：随着年龄的增长，某些良性肿瘤如骨软骨瘤、脂肪瘤等仍然可能发生，但同时也会面临恶性骨肿瘤和软组织肿瘤的风险，如骨髓瘤、骨转移癌等。这可能与骨骼老化、基因突变、长期接触有害物质等有关。

需要注意的是，以上只是一般情况下的趋势，并不意味着每个特定年龄段的人都会面临相应的骨与软组织肿瘤风险。个体差异很大，每个人的基因、环境和生活习惯都不同，因此骨与软组织肿瘤的发生也因人而异。

第二篇
骨与软组织肿瘤的临床表现与诊断

23 骨肿瘤患者的常见发病部位和症状包括哪些?

只要是有骨骼存在的地方,都可能会发生骨肿瘤,但骨肿瘤最常见的发病部位,应该是在长骨的骨端或者是儿童的干骺端。因为此处血管比较迂曲、血供丰富,是肿瘤最好发的部位。例如,骨巨细胞瘤喜欢发生在骨端;而一些肉瘤则好发于干骺端,如常发生于儿童的骨肉瘤;还有发生于骺板的附近如骨母细胞瘤。当然还有部分肿瘤喜欢发生在长骨的内部,如长骨的内生软骨瘤或者是短骨的内生软骨瘤,可发生在人体的各种长骨及短骨的骨腔内。

骨肿瘤患者的常见症状主要包括疼痛、肿胀、功能障碍、骨折及全身症状等。

(1)疼痛:疼痛是骨肿瘤患者最常见的症状,尤其是夜间疼痛。这种疼痛可能是持续性的或间歇性的,疼痛程度可能从轻度到重度不等。疼痛通常是由肿瘤组织压迫或破坏骨骼引起的。

(2)肿胀:肿瘤组织可能导致骨骼膨胀,从而引起肿胀。肿胀通常会伴随着疼痛,但有时可能不会。肿瘤组织的生长还可能引起皮肤表面的突起或变形。

（3）功能障碍：骨肿瘤患者可能会出现关节活动受限或肌肉无力等症状，导致功能障碍。肿瘤组织压迫或破坏骨骼可能会导致关节活动受限，肿瘤组织侵犯肌肉或神经可能会引起肌肉无力。

（4）骨折：骨肿瘤患者可能会出现骨折，尤其是在受到轻微外力的情况下。肿瘤组织可能削弱骨骼的强度，使其容易发生骨折。

（5）全身症状：骨肿瘤患者可能会出现全身症状，如发热、体重减轻、疲劳等。这些症状可能是由于肿瘤组织释放的物质引起的，也可能是由于肿瘤组织消耗了大量的营养物质导致的。

需要注意的是，骨肿瘤的症状因人而异，不同的患者可能会有不同的症状。

24 软组织肿瘤患者的常见发病部位和症状有哪些？

软组织肿瘤是一种起源于间叶组织的肿瘤，可以发生在全身各个部位，但常见发病部位包括四肢、颈部、躯干、头颈部和内脏器官等。具体来说，软组织肿瘤在四肢中最为常见，特别是在大腿和小腿部位；颈部软组织如肌肉、神经和血管组织也可能出现恶性肿瘤，躯干和背部也是软组织肿瘤的常见部位之一；头颈部包括喉部、鼻咽部和口腔等区域也可能出现肿瘤；虽然少见，但软组织肿瘤也可能在内脏器官中发生。纤维源性肿瘤多发生于皮肤及皮下组织；脂肪源性肿瘤多发生于臀部、下肢及腹膜后；平滑肌源性肿瘤多发生于腹腔及躯干部；横纹肌源性肿瘤多发生于机体肌层；滑膜肉瘤易发生于关节附近及筋膜处。

常见症状主要包括局部肿块、疼痛、肿胀、皮肤改变、功能障碍以及全身症状等。

（1）局部肿块：软组织肿瘤通常表现为局部肿块，可以是无痛性的，也可以是伴有疼痛的。肿块的形状、大小、质地和生长速度因肿瘤类型和生长部位而异。

（2）疼痛：软组织肿瘤患者可能会出现疼痛，尤其是在肿瘤生长较快或压迫周围组织时。疼痛可以是轻度的，也可以是严重的，这取决于肿瘤的性质和位置。

（3）肿胀：软组织肿瘤可能会导致周围组织的肿胀和水肿，尤其是在肿瘤较大或生长迅速时。肿胀可能会引起局部的不适和功能障碍。

（4）皮肤改变：软组织肿瘤可能会引起皮肤的变化，如皮肤隆起、变色、溃疡等。这些变化可能表明肿瘤的性质和位置。

（5）功能障碍：软组织肿瘤可能会影响关节、肌肉等组织的正常功能，导致功能障碍。例如，肿瘤可能压迫神经或血管，导致运动或感觉障碍。

（6）全身症状：软组织肿瘤患者可能会出现全身症状，如发热、体重减轻、疲劳等。这些症状可能是由于肿瘤组织释放的物质引起的，也可能是由于肿瘤组织消耗了大量的营养物质导致的。

需要注意的是,软组织肿瘤的症状因人而异,不同的患者可能会有不同的症状。

25 什么是活检? 做活检会增加肿瘤转移风险吗?

确诊为骨与软组织肿瘤后,医生往往会建议患者做活检。活检的全称是活体组织检查,就是从软组织或骨头上取下一小块活体组织做病理学检查。因为单靠影像学检查,多数肿瘤还难以确定是良性还是恶性,而两者的治疗方案又是截然不同的。目前应用较多的活检方法是在 X 线或 CT 引导下,局部麻醉下穿透软组织,穿刺骨头,取出一小块肿瘤组织,再由病理医师在显微镜下确

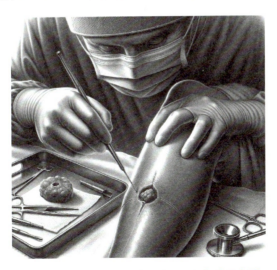

外科医生切除小腿肿物获取病理组织标本示意图

定病变的性质。

肿瘤活检本身不会增加肿瘤转移的风险。虽然穿刺活检可能会造成肿瘤细胞的脱落和扩散，但是转移的概率非常低。

在进行活检时，医生通常会选择肿瘤组织的一部分进行取样，而不是将整个肿瘤切除。这可以确保样本的获取不会导致肿瘤的扩散或转移。此外，医生还会采取一些措施来减少活检过程中肿瘤转移的风险。例如，在手术过程中使用无菌技术、避免不必要的组织损伤、减少手术时间等。如果需要进行全身麻醉或淋巴结活检等高风险操作，医生会根据患者的具体情况进行评估，并采取相应的预防措施来降低风险。

26 肿瘤活检术一般分哪几种？

骨与软组织肿瘤的活检方法可分为闭合活检和开放活检。

闭合活检又分为针吸活检与芯针活检。针吸活检是一种通过较粗的穿刺针进入病变组织，抽吸取材的方法，主要用于细胞丰富的骨髓瘤和转移癌。在操作上，这种方法创伤小、出血少、安全快速，并且很少污染正常组织，因此切口极少感染。然而，针吸活检也有一些缺点，比如组织块小，诊断困难，技术难度大，有时可能穿不到病变组织从而出现阴性结果。芯针活检则是用套管针深入肿瘤取材的方法，主要用于坚实性肿瘤，含纤维、骨和软骨的肿瘤。与针吸活检相比，芯针活检可以获取更大的组织样本，诊断更加准确。

开放活检包括切开活检和切除活检。切开活检是一种通过切开皮肤和皮下组织,暴露出病变组织进行取材的方法。在操作上,切开活检需要将皮肤和皮下组织切开,以暴露出病变组织,然后通过手术刀或钳子将病变组织切割下来。由于切开活检需要在手术室中进行,需要麻醉和消毒等准备工作,因此需要较长时间和较高的医疗费用。切除活检则是将整个病变组织切除下来进行病理学检查的方法。在操作上,切除活检需要将整个病变组织切除下来,然后进行缝合和术后处理。与切开活检相比,切除活检可以更准确地确定病变组织的性质和范围,并且可以同时进行治疗。因此,在某些情况下,切除活检可能是更好的选择。

 为什么建议找骨肿瘤专科医生进行肿瘤活检术?

主要原因如下:

(1)专业性:骨肿瘤专科医生是专门从事骨肿瘤诊断和治疗的医生,具有丰富的专业知识和经验。他们经过专门的培训和认证,具备进行肿瘤活检术的能力和经验。

(2)精准诊断:骨肿瘤专科医生通过对患者进行全面的检查和评估,能够准确地判断肿瘤的性质、类型和分化程度,从而为患者提供个性化的治疗方案。在进行肿瘤活检术时,他们能够准确地获取肿瘤组织样本,并进行病理学检查,为后续治疗提供可靠的诊断依据。

（3）有效治疗：骨肿瘤专科医生根据病理学检查结果，能够为患者制定最合适的治疗方案。他们不仅考虑到了肿瘤的性质和分化程度，还会考虑到患者的年龄、身体状况、肿瘤部位和病情严重程度等因素，从而选择最合适的治疗方法。

（4）降低风险：骨肿瘤专科医生具有丰富的手术经验和技能，能够熟练地进行肿瘤活检术和其他相关手术。他们在手术过程中能够采取适当的措施来减少并发症和感染的风险，确保患者的安全和健康。

（5）长期随访：骨肿瘤专科医生不仅关注患者的治疗效果，还会进行长期的随访和观察。他们能够及时发现患者可能出现的问题和复发情况，并采取相应的措施来处理，从而提高患者的生存率和预后。

总之，建议找骨肿瘤专科医生进行肿瘤活检术的原因是因为他们具有专业性、精准诊断、有效治疗、降低风险和长期随访等方面的优势。

28 为何说骨与软组织肿瘤的诊断困难？

骨与软组织肿瘤的早期临床特征不明显，也不具有特征性，而且其恶性肿瘤的发病率不高，如恶性骨肿瘤仅占我国全部恶性肿瘤发病的 0.67％。恶性软组织肿瘤占所有恶性肿瘤的比例也仅为 1%。这使得临床医生往往对其放松警惕,从而造成对骨与软组织恶性瘤的延误诊断或误诊,甚至误治,给患者带来巨大的痛苦。为了避免漏诊、误诊,应"临床＋影像＋病理"三者结合进行诊断,缺一不可。骨与软组织肿瘤影像学检查主要有:超声、DR、CT、MRI、SPECT 等,其影像学表现复杂多变,同一肿瘤可能会出现不同影像学表现,不同肿瘤也可能出现相似的影像学表现。这给骨与软组织肿瘤的影像诊断带来了一定的困难。即使有少部分骨与软组织肿瘤具有典型的影像学特征,影像科医师也只能得出初步的影像学诊断,最终还需通过病理学检查确诊。病理组织学检查被认为是准确度最高的诊断方法,但是病理学检查不能作为骨与软组织肿瘤的唯一诊断依据。病理组织活检还受到很多因素的影响,如穿刺部位、标本的保存等,这给病理学诊断带来一定的困难,使得病理学诊断的误诊率增加。

29 为何说病理学检查不是骨与软组织肿瘤的唯一诊断依据?

　　病理组织学检查被认为是准确度最高的诊断方法,但是病理学检查仍不能作为骨与软组织肿瘤的唯一诊断依据。这是因为骨与软组织肿瘤的镜下表现复杂多变,只有 20%～25% 的骨肿瘤和瘤样病变可以单独通过病理切片予以诊断。为了降低病理学诊断的误诊率,病理科医生需要通过读片才可得出初步诊断,临床医生需再结合患者的临床和影像学特征做出诊断。

30 X线检查在骨肿瘤诊断中的作用是什么？

X线检查在骨肿瘤诊断中扮演着重要的角色。通过X线检查，医生可以观察到骨骼的形态和结构，以及肿瘤在骨骼中的位置和范围。X线片可以显示肿瘤的骨质破坏程度、骨膜反应、周围软组织受累情况等信息，有助于医生对肿瘤进行初步的诊断和分期。

在骨肿瘤的诊断中，X线检查通常作为初步筛查的方法。如果X线片显示异常，医生会进一步进行CT、MRI等影像学检查，以获取更详细的图像和信息。同时，X线片还可以用于骨肿瘤的随访和复查，以评估治疗效果和病情变化。

需要注意的是，X线检查具有一定的局限性，尤其是在诊断

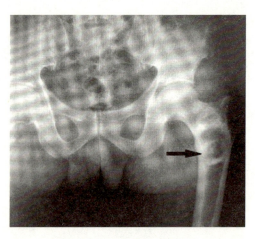

X线片示左股骨近端骨破坏

早期骨肿瘤时,可能会出现漏诊或误诊的情况。因此,医生需要根据患者的具体情况,结合其他检查手段和临床表现进行综合诊断,以确保诊断的准确性和可靠性。

31 CT 检查在骨肿瘤诊断中的作用是什么?

CT 检查在骨肿瘤诊断中也扮演着重要的角色。相比于 X 线检查,CT 检查能够提供更精细的图像,从而帮助医生更准确地诊断肿瘤。下面详细介绍 CT 检查在骨肿瘤诊断中的作用。

(1)显示肿瘤细节:CT 检查可以提供高分辨率的图像,能够清晰地显示出肿瘤的内部结构和细节。这对于判断肿瘤的性质、类型和分化程度非常重要。

(2)发现微小病变:CT 检查可以发现 X 线检查难以发现的微小病变,如早期的骨肿瘤或转移瘤。这对于早期诊断和治疗骨肿瘤具有重要意义。

(3)评估肿瘤范围和浸润程度:CT 检查可以准确地评估肿瘤的范围和浸润程度,以帮助医生了解肿瘤对周围组织的侵犯情况。这对于制定手术方案和评估治疗效果非常重要。

(4)发现其他病变:CT 检查还可以发现其他病变,如淋巴结转移、内脏转移等。这对于评估患者的病情和预后非常有帮助。

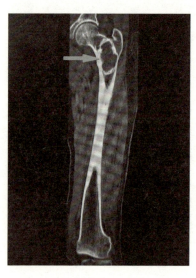

CT 图像示股骨近端骨破坏

（5）指导治疗：CT 检查可以为医生提供治疗过程中的参考依据。例如，通过对比治疗前后的 CT 图像，可以观察到肿瘤的变化情况，从而调整治疗方案或评估治疗效果。

CT 检查可以帮助医生更准确地判断肿瘤的性质、类型和分化程度，发现微小病变，评估肿瘤范围和浸润程度，还可以发现其他病变以及指导治疗。

 为何骨与软组织肿瘤患者做完 CT 平扫检查还要进行 CT 增强检查？

CT 平扫是一种基础的影像学检查方法，通过 X 线和计算机技术来生成身体检查部位的图像。虽然 CT 平扫对于发现肿瘤等异常结构有一定的帮助，但它的精度和特异性相对较低。CT 增强扫描是在 CT 平扫的基础上，通过注射对比剂来增加组织对比度，从而更清晰地显示出肿瘤的结构和范围。

在骨与软组织肿瘤的诊断中，CT 增强检查能够更准确地判断肿瘤的性质、范围和浸润深度。此外，CT 增强检查还可以帮助医生评估肿瘤的血管分布和血供情况，这对于制定治疗方案和评估预后具有重要意义。

另外,CT 增强检查还可以帮助医生发现一些 CT 平扫检查无法发现的病灶,如血管畸形、可疑占位、转移瘤等。对于这些病例,CT 增强检查可以提供更准确的诊断信息,有助于医生制定更合适的治疗方案。

但需要注意的是,CT 增强检查有一定的风险和副作用,如过敏反应、肾功能损害等。因此,在进行 CT 增强检查前,医生会充分评估患者的病情和身体状况,以确保检查的安全性和必要性。

总之,骨与软组织肿瘤患者进行 CT 增强检查是为了提供更准确、更全面的诊断信息,从而帮助医生制订更合适的治疗方案,以提高治疗效果和患者的生活质量。

33 MRI 检查在骨肿瘤诊断中的作用是什么?

MRI 检查在骨肿瘤诊断中具有很高的价值,它可以提供骨骼和周围软组织的详细图像,帮助医生更准确地诊断肿瘤。下面详细介绍 MRI 检查在骨肿瘤诊断中的作用。

(1)显示肿瘤形态和内部结构:MRI 检查可以清晰地显示出肿瘤的形态和内部结构,帮助医生了解肿瘤的大小、形状、边界和内部信号特征。这对于判断肿瘤的性质、类型和分化程度非常重要。

(2)鉴别良、恶性肿瘤:MRI 检查可以通过观察肿瘤的信号特征和浸润程度,在一定程度上鉴别良、恶性肿瘤。这对于制定治疗方案和评估治疗效果非常重要。

(3)发现其他病变:MRI检查还可以发现其他部位的病变,如内脏转移、淋巴结转移等。这对于评估患者的病情和预后非常有帮助。

(4)指导治疗:MRI检查可以为医生提供治疗过程中的参考依据。例如,通过对比治疗前后的MRI图像,可以观察到肿瘤的变化情况,从而调整治疗方案或评估治疗效果。

(5)评估治疗效果:MRI检查可以评估肿瘤的治疗效果。通过观察肿瘤的大小、形态和信号特征的变化,可以判断治疗是否有效以及是否需要调整治疗方案。

总之,MRI检查可以帮助医生更准确地判断肿瘤的性质、类型和分化程度,鉴别良、恶性肿瘤,发现其他病变以及指导治疗和评估治疗效果。

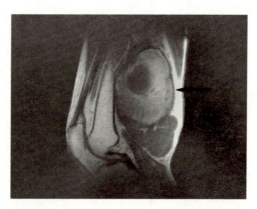

MRI图像示膝关节后侧软组织间隙巨大不规则肿块

34 为何骨与软组织肿瘤患者做完 MRI 平扫检查还要进行 MRI 增强检查?

临床上有些疾病只需通过平扫就能够明确诊断,但是有些疾病在平扫时不能被发现和明确诊断,这时必须做增强扫描,尤其是对于肿瘤。MRI 增强检查能够显示更小、更清晰的病变信息,可以评估肿瘤与邻近血管之间的关系,特别是囊性病灶。同时还可以评估肿瘤与周围神经的关系。

有些患者就有疑惑,为什么不直接做更厉害的 MRI 增强检查? 这是因为少部分病变平扫就是高信号,直接增强无法说明是注射对比剂之后表现出来的高信号,还是没注射对比剂就表现出来的高信号,从而无法明确诊断。增强的目的一方面是为了增加组织间信号差,利于病灶检出,进而帮助病灶定性;另一方面是为了动态观察脏器或病变内对比剂分布及排泄。

MRI 对比剂可分为内源性与外源性,临床上常用的是钆类对比剂。相比于 CT 增强检查所使用的对比剂,MRI 对比剂发生过敏反应的概率相对较低且更加安全一些。总之,MRI 对比剂具有低黏性、无毒性和低过敏性,可以同时完成形态学和功能性评估。患有肾功能不全等基础疾病的患者在进行 MRI 增强检查时需特别注意,因为对比剂进入人体后,需要通过肾脏代谢并随尿液排出体外,如果患者的肾功能受损,注射对比剂可能会加重肾脏的代谢负担,导致病情进一步发展。

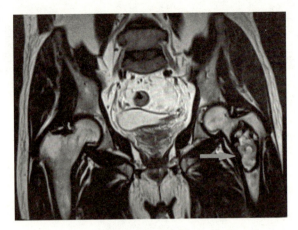

增强 MRI 示股骨近端髓腔内分叶状异常信号

35 PET/CT 到底是种什么样的检查?

PET/CT 是一种结合了 PET(正电子发射体层成像)和 CT (计算机体层成像)两种技术的医学影像检查技术。它不是 CT 增强检查,而是通过注射放射性示踪剂来检测身体内的代谢活动,进而确定疾病的位置和程度。目前应用最多的示踪剂就是 ^{18}F-氟代脱氧葡萄糖($^{18}F-FDG$),一种葡萄糖的类似物。由于恶性肿瘤细胞的葡萄糖代谢较旺盛,而 $^{18}F-FDG$ 则作为葡萄糖类似物按一定比例被肿瘤细胞摄取。这种检查已被常规用于诊断早期肿瘤、评价化疗效果以及制定多种肿瘤治疗方案。

PET/CT 不仅从功能学上,而且从形态学上可以对小于 0.5 厘米的病灶进行检测,更有助于早期诊断肿瘤并降低假阴性率。^{18}F‑FDG 的摄取量是用标准摄取值（SUV）来计算的,因此能区分出病灶是恶性肿瘤还是其他原因造成的摄取量升高,比如炎症或活动性感染等。

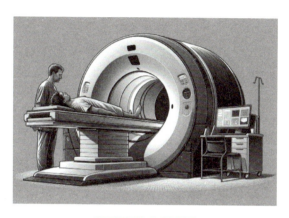

PET/CT 检查示意图

36 超声检查在骨与软组织肿瘤诊断中的作用是什么?

超声检查是一种无创性的检查方法,能够提供关于肿瘤的详细信息,有助于医生对患者的病情进行全面的评估。

首先,超声检查可以准确测量软组织肿块的大小和深度。这对于确定肿瘤的范围和程度非常重要,有助于医生制定合适的治疗方案。此外,超声检查还可以评估肿瘤的质地,是实性的还是囊性的,这对于区分良、恶性肿瘤具有一定的参考价值。

其次,超声检查可以显示肿瘤的血管分布情况。通过观察肿瘤的血流情况,医生可以评估肿瘤的生长速度和恶性程度。这对于预测肿瘤的生物学行为和预后具有重要意义。

此外,超声检查还可以用于观察骨与软组织肿瘤的侵袭性和转移性。如果肿瘤已经侵袭到周围的组织或淋巴结,超声检查能够提供重要的证据。这有助于医生确定手术的范围和方式,制定相应的术后治疗方案。同时,超声检查还可以用于引导穿刺活检,以获取组织样本进行病理学检查,从而进一步明确诊断。

31 骨扫描检查在骨与软组织肿瘤诊断中的作用是什么?

骨扫描检查多用于诊断全身转移情况、多发性骨纤维结构不良,以及软组织肉瘤是否侵犯邻近的骨组织。对于诊断骨质病变,这种检查方法要比 X 线检查更为敏感。

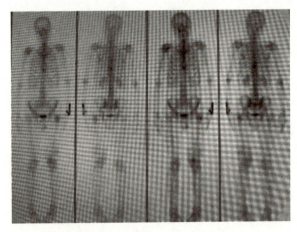

骨扫描图示左大腿上段及胸椎放射性凝聚影

在骨扫描检查中,病灶在血流相和血池相的表现反映了肿瘤的生物学活动情况,可以此来区别良、恶性肿瘤。这种特性被称为肿瘤区域充盈。恶性肿瘤一般在血流相晚期出现摄取。通过比较新辅助化疗前后肿瘤区域增强的变化可以评估化疗效果。

38 血管造影术在肿瘤诊疗过程中起什么作用?

血管造影术在肿瘤切除和化疗效果评估中扮演着重要角色。它可以显示动脉的受压移位和闭塞情况,以及肿瘤周围的异常血管和已建立的侧支循环。例如,在股骨近端骨肿瘤切除术中,通常需要结扎骨深动脉。术前必须进行血管造影以了解股浅动脉的通畅情况,否则结扎骨深动脉后可能出现血管危象。

血管造影术还能显示肿瘤周围大静脉的部分或完全阻塞情况,这通常是由于静脉直接受到肿瘤侵犯或受到间接压迫所致。静脉血管造影能够直接显示静脉血栓情况,也能间接显示肿瘤侵犯肢体近端主要神经的情况。如果静脉血管造影

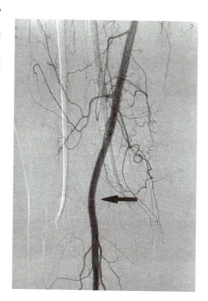

血管造影示股浅动脉下段受压移位

显示腋静脉闭塞,则提示臂丛神经已被肿瘤侵犯。

39 骨与软组织肿瘤患者常规需要做哪些化验检查?

骨与软组织肿瘤患者常规需要做的化验检查包括:

(1)血液检查:包括血常规、血沉、血生化检查等,旨在了解患者的全身情况及是否存在感染、贫血等异常情况。

(2)肿瘤标志物检查:部分肿瘤标志物可用于骨与软组织肿瘤的诊断和检测,如癌胚抗原(CEA)、糖类抗原19-9(CA19-9)等。

(3)骨代谢相关检查:如骨钙素、骨碱性磷酸酶等,可反映骨代谢情况,对骨肿瘤的诊断和治疗有一定的参考价值。

(4)其他检查:根据患者的具体情况,可能还需要进行其他相关的检查,如免疫学检查、遗传学检查等。

40 骨肿瘤的种类与年龄有什么相关性?

对于年轻患者(10～25岁),最常见的恶性骨肿瘤是骨肉瘤、尤因肉瘤以及白血病。最常见的良性骨肿瘤是骨软骨瘤、骨纤维结构不良以及嗜酸性肉芽肿。对于年纪较大的患者(40～80岁)最常见的恶性骨肿瘤是转移性肿瘤、多发性骨髓瘤以及淋巴瘤。

41 多学科诊疗模式是什么？ 为什么说多学科诊疗模式在肿瘤诊疗中特别重要？

　　临床上主要依据临床特征、影像学检查和病理学检查对疾病进行诊断，但目前没有任何一种检查可以对所有骨与软组织肿瘤进行确诊。随着现代医学模式的转变，肿瘤治疗模式由单一学科治疗已发展为多学科综合治疗模式。多学科诊疗模式（MDT）是以患者为中心的，以多学科专家组为依托的多种诊疗模式的有机结合，能为肿瘤患者提供最佳的诊疗方案。

　　骨与软组织肿瘤的诊断仅凭某一科室是很难确诊的。同样，对于复杂骨与软组织肿瘤的治疗，单凭一个科室的力量往往也是无法完成的。例如，对于巨大骶骨肿瘤切除术，多学科诊疗模式就显得十分重要。骶骨肿瘤可累及肠管、尿道等脏器，术前评估肿瘤与重要脏器的关系需要影像科医师精细解读影像图像，为了减少术中出血和术前备血，又需要介入科进行腹主动脉球囊阻断术、输血科备血，此外还需要术中麻醉医师的配合。如有必要，术中还需要骨科、胃肠外科、泌尿外科医师来共同完成手术，使患者得到规范化的精准治疗。因此，对于骨与软组织肿瘤的诊疗需要临床科室、影像科、病理科等多学科共同协作，以降低误诊、漏诊和误治率，最终让患者得到合理、规范化的精准治疗。

　　骨与软组织肿瘤的治疗方法有手术、化疗、放疗、生物免疫治疗等多种治疗方法。多学科诊疗模式讨论决策骨与软组织肿瘤的个体化治疗方案。由影像科专家和病理科专家通过阅片分析肿瘤分期和分型以后，由骨科专家决定手术的可行性及方式，再由放疗科专家制定放疗计划和照射剂量，内科专家制定综合治疗方案或术后辅助化疗方案。这些不同方法的合理应用可能提高患者的生存率，减少局部复发和尽可能地保留器官功能。例如骨肉瘤，其发病部位主要是四肢长骨，经确诊以后，骨科专家依据影像科及病理科专家所提供的信息，决定手术的可行性及方式。对于术后的患者，内科专家制定术后辅助化疗方案，由于四肢骨肿瘤术后肢体功能都会受到一定的影响，还需要康复科指导患者进行功能锻炼。因此，多学科诊疗模式的实施能够让患者得到最优化的诊治。

第三篇
骨与软组织肿瘤的治疗

42 骨与软组织肿瘤手术切除的原则是什么？

骨与软组织肿瘤手术切除的原则是根据肿瘤的性质、部位、大小、浸润程度以及患者的年龄、性别、全身状况等制定相应的手术方案。

首先，手术切除的范围需要根据肿瘤的性质和部位来确定。对于良性骨与软组织肿瘤，手术切除的范围通常较局限，只需将肿瘤完整切除即可。而对于恶性骨与软组织肿瘤，手术切除的范围则较广泛，需要将肿瘤及其周围一定范围的正常组织一并切除，以降低复发风险。广泛切除瘤段时，周围一圈正常的肌肉组织需要完整切除。术前所有的活检通道及可能被污染的组织必须在术中被完整切除。术中骨切除时，应当在超出由 MRI 或骨扫描界定的病灶边缘外 2～3 厘米处截骨。相邻的关节及关节囊必须被切除。

其次，手术切除的时间也需要考虑。对于良性骨与软组织肿瘤，可以在患者年龄较小、身体状况较好的时候进行手术，以降低手术风险和术后并发症的发生率。而对于恶性骨与软组织肿瘤，则需要在患者身体状况允许的情况下尽快进行手术，以避免肿瘤扩散和转移。

最后，手术切除后的组织修复和重建也是需要考虑的问题。对于较大的骨与软组织肿瘤切除后，需要进行骨或软组织的修复和重建，以恢复患者的功能和外观。可以采用自体组织移植、异体组织移植、人工假体置换等方法进行修复和重建。

总之，骨与软组织肿瘤手术切除的原则是根据患者的具体情况制定相应的手术方案，包括手术切除的范围、实施手术的时间和组织修复重建等。

43 骨与软组织肿瘤的手术切除方式包括哪些？ 如何选择？

手术切除方式是治疗肿瘤的重要步骤，根据肿瘤与周围组织的关系，主要分为病灶内切除、边缘切除、广泛切除和根治切除。

病灶内切除是在肿瘤内部进行部分切除，保留了肿瘤的假包膜和周围组织。边缘切除是沿着肿瘤的假包膜切除肿瘤，但可能存在小病灶的遗留。广泛切除是完整切除肿瘤及其周围组织，适用于肉瘤等恶性肿瘤的治疗。根治切除则是在切除肿瘤的同时，还将肿瘤所在解剖间室的组织一并切除，以减少残留和复发。在软组织肉瘤和骨肉瘤的切除中，目前公认的切除范围是距离肿瘤边界 0.5～2 厘米。根治切除可以避免跳跃转移灶残留的可能，但具体效果取决于肿瘤离间室壁的距离。

通常，良性骨肿瘤采用病灶内切除（刮除、打磨及冷冻）或边缘切除的方法。原发性恶性骨肉瘤一般采用广泛切除。转移性肿瘤要综合考虑手术方案；如果采用根治切除，如乳腺癌出现孤立性骨转移灶，手术切除的范围同原发性骨肉瘤一致（做广泛切除）。

44 什么是减瘤手术？

减瘤手术是一种通过切除部分肿瘤组织，降低肿瘤细胞活性，以减轻患者症状的手术治疗方法。通常适用于良性肿瘤或体积较小的恶性肿瘤，可以在手术的方式下将部分肿瘤组织切除，达到降低肿瘤细胞活性的目的。

减瘤手术的目的是在切除部分肿瘤组织的同时，尽可能保留正常组织和器官。因此在进行减瘤手术前，需要对患者进行详细的检查，包括病理学检查、影像学检查等，以明确肿瘤的性质、大小、位置等，并制定合适的手术方案。

减瘤手术有多种方法，包括大体肿瘤切除术、小肿瘤切除术、内镜下切除术、伽马刀立体定向放射治疗等。大体肿瘤切除术适用于体积较大的肿瘤，可以通过手术将肿瘤切除；小肿瘤切除术适用于体积较小的肿瘤，可以通过手术将肿瘤切除，保留更多的正常组织和器官；内镜下切除术适用于浅表和内部的肿瘤，可以在内镜下将肿瘤切除；伽马刀立体定向放射治疗适用于难以手术切除的肿瘤,可以通过伽马刀将高能射线聚焦在肿瘤组织上,破坏肿瘤细胞。

减瘤手术的优点是可以快速有效地减轻患者症状,提高患者的生活质量。但是需要注意的是,减瘤手术并非完整切除肿瘤,而是在切除肿瘤组织的同时尽可能保留正常组织和器官。

45 成功的保肢手术取决于哪几个方面?

(1)肿瘤的性质和位置:恶性骨肿瘤和良性骨肿瘤的手术方式和预后有明显差异。良性骨肿瘤通常可以通过刮除植骨术或局部切除等方式进行治疗,而恶性骨肿瘤则需要更复杂的手术方案,如截肢手术或保肢手术。

(2)医疗技术水平和医疗设备条件:保肢手术需要高水平的医疗技术和先进的医疗设备,如高清手术显微镜、高精度手术器械、良好的麻醉设备等。医疗技术水平和医疗设备条件直接影响到手术的成功率和患者的预后。

(3)医生的专业能力和经验:保肢手术需要医生具备高超的手术技巧和丰富的经验,能够准确判断肿瘤的范围和深度,据此制定合适的手术方案,并在手术过程中灵活应对各种突发情况。

(4)患者的身体状况和配合度:患者的身体状况和配合度对手术成功与否也有重要影响。患者需要具备良好的身体条件和心理素质,能够积极配合医生的治疗,遵守医生的建议和术后护理要求。

（5）术后治疗和康复：保肢手术后需要采取相应的治疗措施，如化疗、放疗、药物治疗等，以降低复发风险和提高患者的生活质量。同时，患者需要进行积极的康复训练，以促进肢体的功能恢复。

总之，成功的保肢手术离不开高水平的医疗技术和医疗设备、医生专业能力、患者良好的身体状况和术后治疗的全面配合，同时，患者自身的积极心态和配合度也是至关重要的。

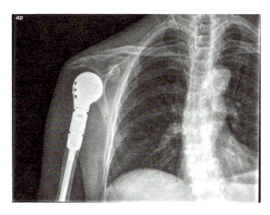

肱骨近端肿瘤切除，假体重建术后 X 线片

46 保肢手术时必须注意的关键点是什么？

必须注意的关键点包括以下几个方面：

（1）肿瘤的切除：这是手术成功的关键。在手术过程中，医生需要严格遵守无瘤原则，确保肿瘤的完整切除，避免局部复发。

同时,医生还需要考虑患者的年龄、身体状况、肿瘤类型和浸润深度等因素,据此制定个性化的手术方案。

（2）骨的结构性重建：在肿瘤切除后,通常会留下一定的骨缺损,需要进行结构性重建。重建方法的选择应该根据患者的具体情况而定,包括假体置换、关节融合、同种异体骨移植等。在重建过程中,医生需要注意保护周围软组织的血液供应,以促进愈合和恢复功能。

（3）软组织及肌瓣的转移：软组织及肌瓣的转移可以促进创面的愈合,减少术后并发症的发生。医生需要根据患者的具体情况选择适当的肌瓣进行转移,以达到最佳的治疗效果。

（4）术后治疗：术后治疗也是保肢手术成功的关键因素之一。根据患者的具体情况,医生需要制订合适的化疗、放疗等治疗方案,以消灭残留的肿瘤细胞,减少复发和转移的风险。

因此,保肢手术需要医生全面的术前评估、高超的手术技术、合适的术后治疗以及患者的积极配合。只有在这些方面都得到充分的考虑和实施,才能取得最佳的治疗效果。

47 恶性骨与软组织肿瘤患者是否需要截肢？

在处理恶性骨与软组织肿瘤时,是否需要截肢取决于多个因素,包括肿瘤的位置、大小、扩散情况,以及患者的身体状况和医生的建议。

一般来说,如果肿瘤处于晚期阶段,已经出现肿瘤细胞转移的情况,通常是必须截肢的,以达到缓解病情的目的。

对于一些特殊部位的肿瘤,如股骨近端、胫骨近端、肱骨近端等,由于这些部位是骨骼承重和关节活动的重要部位,如果肿瘤生长在这些部位,可能需要进行截肢手术。

此外,如果肿瘤已经侵犯到周围的重要组织,如神经、血管等,或已经形成了巨大的肿块,影响到患者的生命健康,截肢也是必要的。需要注意的是,截肢是一种较为极端的治疗方法,对于恶性骨与软组织肿瘤的治疗应该综合考虑患者的具体情况、治疗目的,制订个性化的治疗方案。

48 手术切除组织为何必须要送病理标本进行病理学检查?

手术切除的组织必须送病理标本进行病理学检查,原因如下:

(1)确定病变性质:病理学检查可以帮助确定病变的性质,判断是炎症还是肿瘤,是一般性的炎症还是特殊性的炎症,是良性肿瘤还是恶性肿瘤,是什么组织发生的肿瘤等。这些问题都关系到如何进行正确治疗,所以临床医生在患者局部切取、摘除或穿刺取得组织材料后,会送病理科进行病理学检查,包括肉眼观察、常规切片染色显微镜下检查,必要时还需要进行组织化学、免疫组织化学和电镜检查。临床医生一拿到检查结果,即可根据病理学诊断决定治疗方案,如进行内科治疗还是手术治疗等,并判断预后。

（2）指导治疗：病理学检查结果可以为临床医生提供明确的诊断依据,从而制定出更加精准的治疗方案。对于恶性肿瘤等严重疾病,准确的病理学诊断能够帮助医生制定更加个性化的治疗方案,提高治疗效果。

（3）判断预后：病理学检查结果可以帮助医生预测疾病的预后情况。通过对组织标本的观察和分析,医生可以了解病变的组织学特征、细胞增殖活性、免疫表型等指标,从而对疾病的预后进行评估和预测。

（4）监测治疗效果：病理学检查结果还可以帮助医生监测治疗效果。在化疗、放疗等治疗过程中,定期对肿瘤组织进行病理学检查可以评估治疗效果,为调整治疗方案提供依据。

49 骨与软组织肿瘤术中常见的风险有哪些?

骨与软组织肿瘤术中可能存在以下常见风险：

（1）麻醉风险：骨与软组织肿瘤手术需要使用麻醉药物,可能引发过敏反应、呼吸抑制或血压下降等风险。

（2）出血风险：骨与软组织肿瘤手术过程中,可能因切除肿瘤等原因导致出血,从而增加手术难度和风险。

（3）感染风险：骨与软组织肿瘤手术属于有创手术,存在术后感染的风险。

（4）损伤周围组织风险：骨与软组织肿瘤手术过程中,可能损伤周围的重要组织,如神经、血管等,导致术后功能障碍等风险。

（5）复发风险：骨与软组织肿瘤手术可能无法完全清除肿瘤细胞,存在术后复发的风险。

需要注意的是,不同的骨与软组织肿瘤手术可能涉及不同的术中风险。医生会在手术前对患者进行全面评估,并采取相应的预防措施,以降低术中风险。

50 骨与软组织肿瘤术后常见并发症有哪些?

骨与软组织肿瘤术后常见并发症主要包括感染、出血、神经损伤、局部复发等。

首先,感染是骨与软组织肿瘤术后常见的并发症之一。由于肿瘤本身和手术操作都可能破坏局部免疫系统,导致术后感染的风险增加。感染可能表现为局部红肿、疼痛、发热等,严重时可能导致骨髓炎等严重后果。因此,术后需要常规使用抗生素以预防感染,还要保持创口清洁干燥,避免污染。

其次,出血也是骨与软组织肿瘤术后常见的并发症之一。手术过程中可能会损伤局部血管,导致术后出血。轻度的出血可以通过加压包扎、使用止血药物等进行处理,严重的出血可能需要再次手术进行止血。因此,术后需要密切观察病情,及时发现并处理出血情况。

此外,神经损伤也是骨与软组织肿瘤术后常见的并发症之一。由于肿瘤本身可能压迫或浸润神经,因此手术过程中也可能损伤神经。神经损伤可能导致感觉障碍、运动障碍、肌肉萎缩等,需要及时进行康复治疗和物理治疗等。

最后,局部复发也是骨与软组织肿瘤术后常见的并发症之一。由于肿瘤细胞的浸润和生长具有不稳定性,术后可能出现肿瘤复发的情况。复发可能表现为局部疼痛、肿胀、活动受限等症状,需要及时进行影像学检查和病理检查等。

总之,骨与软组织肿瘤术后常见并发症包括感染、出血、神经损伤、局部复发等。为了预防和处理这些并发症,需要密切观察病情,及时采取相应的治疗措施,包括抗生素治疗、止血治疗、康复治疗等。同时,也需要根据患者的具体情况制定个性化的治疗方案,以提高手术效果和患者的生活质量。

51 什么是肿瘤的化学疗法?

化学疗法简称为化疗,其原理是利用化学药物阻止肿瘤细胞的增殖、浸润和转移,直至杀灭肿瘤细胞的一种治疗手段。它是一种全身性的治疗方法,在恶性肿瘤治疗中占有重要地位,常与手术和放疗相结合,被称为恶性肿瘤的三大治疗方法之一。对于大部分晚期恶性肿瘤患者,在肿瘤细胞已经广泛转移的情况下,通过化疗已经不可能治愈疾病。这个时候化疗的主要目的是控制恶性肿瘤的进展,以延长患者生命,或是通过化疗改善症状、提高患者的生活质量,这种化疗被称为姑息性化疗。

化疗真正应用于临床是在 20 世纪 60 年代。尽管在此之前,一些化疗药物如氮芥等已被用于一些癌症的治疗,但化疗的概念是在 20 世纪 60 年代才开始逐渐形成的。随着新型化疗药物的不断研发和人们对恶性肿瘤的认识不断深入,化疗被更广泛地应用于临床。这些新的药物包括烷化剂、抗代谢类化学药物等,它们能够更有效地杀灭癌细胞或抑制肿瘤的生长。

52 辅助化疗和新辅助化疗是什么? 它们有什么区别?

辅助化疗是指在恶性肿瘤手术治疗或放疗后,为了消灭残余的癌细胞,减少复发和转移的风险,对患者进行的化学药物治疗。这种治疗方式旨在提高患者的生存率和生活质量。

辅助化疗通常采用多种药物的联合治疗方案,通过口服或静脉注射的方式给药。化疗药物可以针对不同的癌症类型和阶段,杀死快速生长的细胞,包括癌细胞和某些正常细胞(如口腔、肠道和头发中的细胞)。因此,化疗可能会带来一些不良反应,如恶心、呕吐、疲劳、贫血等。

辅助化疗对于一些癌症类型是非常重要的,如乳腺癌、卵巢癌、结肠癌等。对于这些癌症,手术后进行化疗可以显著提高患者的生存率,并减少复发和转移的风险。在一些情况下,化疗也可以作为主要治疗手段,例如对于不适合进行手术的恶性肿瘤患者,化疗可以缩小肿瘤,使手术成为可能。

然而,化疗并不是对所有恶性肿瘤患者都适用。一些患者可能会对化疗药物产生耐药性,或者由于年龄、健康状况等原因不能承受化疗的不良反应。对于这些患者,其他的治疗方式可能更为合适,如放疗、靶向治疗或免疫治疗等。

辅助化疗是一种重要的恶性肿瘤治疗方法,可以帮助消灭残余的肿瘤细胞,提高患者的生存率和生活质量。但是,化疗方案需要根据患者的具体情况制定,包括癌症类型、阶段、患者的年龄和健康状况等因素。因此,患者在接受化疗前应与医生详细讨论治疗方案和可能产生的副作用,以便做出明智的决策。

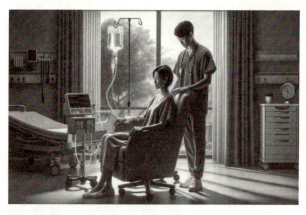

患者行辅助化疗示意图

新辅助化疗是指针对某些负荷大的肿瘤或已经不能手术、出现转移的恶性肿瘤患者,在手术前先进行化疗,以缩小肿瘤或控制转移,然后再进行手术。这种治疗方式旨在提高手术效果,减少复发和转移的风险,并提高患者的生存率和生活质量。

新辅助化疗通常采用多种药物的联合治疗方案,通过口服或静脉注射的方式给药。化疗药物可以针对不同的肿瘤类型和阶段,杀死快速生长的细胞,包括肿瘤细胞和某些正常细胞(如口腔、肠道和头发中的细胞)。因此,新辅助化疗可能会带来一些不良反应,如恶心、呕吐、疲劳、贫血等。

新辅助化疗在乳腺癌、直肠癌、胃癌等恶性肿瘤中得到广泛应用。对于这些恶性肿瘤,新辅助化疗可以缩小肿瘤,控制转移,提高手术效果,减少复发和转移的风险,并提高患者的生存率和生活质量。在一些情况下,新辅助化疗也可以作为主要治疗手段,例如对于不适合进行手术的恶性肿瘤患者,新辅助化疗可以缩小肿瘤,使手术成为可能。

新辅助化疗的优点包括:可以缩小肿瘤,控制转移,提高手术效果;可以判断化疗药物的敏感性,指导术后化疗;可以防止术中肿瘤播散,避免术后肿瘤复发和转移;可以延长患者生存期,提高患者的依从性和耐受性。但是新辅助化疗也存在风险,部分患者接受新辅助化疗的效果不好,使病变增大或患者体质下降,也可能失去根治肿瘤的机会。

新辅助化疗是一种有效的恶性肿瘤治疗方法,可以提高患者的生存率和生活质量。但是,新辅助化疗方案需要根据患者的具体情况制订,包括肿瘤类型、阶段、患者年龄和健康状况等因素。一般新辅助化疗的周期为 4～6 个周期,甚至可以到 8 个周期,化疗中需要定期复查并做影像学评估,根据评估结果决定是否需要继续化疗或接受手术治疗。

53 动脉造影在化疗过程中有何作用?

动脉造影在化疗过程中具有以下作用:

(1)准确定位:动脉造影能够准确地定位肿瘤的供血血管,为后续的化疗药物灌注提供准确的引导。

(2)评估病情:动脉造影可以评估肿瘤的供血情况,以及肿瘤与周围组织的关系,有助于医生制定更加精确的化疗方案。

(3)预测疗效:动脉造影可以预测化疗药物的疗效,根据造影结果可以判断肿瘤对化疗药物的敏感程度,从而调整用药方案。

(4)监测复发:动脉造影可以监测肿瘤的复发情况,如果肿瘤复发,造影可以及时发现并指导医生调整治疗方案。

54 化疗的常见不良反应有哪些? 出现不良反应的原因有哪些?

化疗药物的作用机制是通过干扰 DNA 的合成或阻止 RNA 的转录过程来抑制或杀死癌细胞。这些药物通常对分裂期和快速生长的细胞更为敏感,因此可能会对正常组织造成一定的损害。

化疗的不良反应主要包括以下几个方面:

(1)骨髓抑制:化疗药物会抑制骨髓的正常造血功能,导致白细胞、血小板和红细胞等减少。这可能导致感染、出血和贫血等并发症。

(2)胃肠道反应:化疗药物会刺激胃肠道黏膜,导致恶心、呕吐、食欲不振和腹泻等反应。

(3)肝肾功能损害:化疗药物需要在肝脏和肾脏代谢,因此可能会对肝、肾功能造成损害,导致肝功能异常和肾功能损害。

(4)心脏毒性:某些化疗药物可能导致心肌损伤和心脏功能异常,引起心肌炎、心肌梗死等并发症。

(5)过敏反应:某些化疗药物可能导致过敏反应,如皮疹、荨麻疹和呼吸困难等。

(6)其他不良反应:化疗药物还可能引起其他不良反应,如口腔溃疡、脱发、神经毒性等。

需要注意的是,不同种类的化疗药物和不同的治疗方案可能会导致不同程度的不良反应。

化疗时出现不良反应的原因有多种。首先,化疗药物对肿瘤细胞和正常细胞都有一定的杀伤作用,因此可能会出现一些不良反应。其次,患者的个体差异也会影响化疗效果,可能产生不同的不良反应。此外,药物的给药方式、剂量和使用时间等因素也可能对不良反应的发生产生影响。

为了减少不良反应的发生,医生通常会根据患者的具体情况制订个性化的化疗方案,并密切监测患者的反应情况。在化疗期间,患者应与医生保持沟通,及时反馈身体状况并遵循医生的建议进行护理和治疗。

55 口服化疗药物后还需要去医院验血吗?

口服化疗药物后,通常需要去医院验血,以监测可能出现的不良反应和药物对血液系统的影响。

口服化疗药物可能会引起骨髓抑制,导致白细胞、红细胞和血小板等减少,从而增加感染和出血的风险。通过验血,可以及时发现这些问题,并采取相应的措施进行干预和治疗。

除了血常规检查,口服化疗药物期间还可能需要进行其他相关的检查,以确保药物的安全性和有效性。例如,肝功能检查可以评估肝脏功能是否正常,肾功能检查可以评估肾脏功能是否正常。

因此,在口服化疗药期间,定期去医院验血是非常必要的。如果发现任何异常情况,医生可以及时调整药物剂量或采取相应的治疗措施,以保障患者的健康和安全。

56 骨与软组织肿瘤的放射治疗指的是什么?

放射治疗简称为放疗,是利用放射线治疗肿瘤的方法。放疗是癌症的三大治疗方法之一，与手术和化疗并列。

放疗包括局部放疗和全身放疗。

局部放疗是指通过高能射线对肿瘤进行直接照射，以杀死肿瘤细胞并控制肿瘤的生长。局部放疗可以分为外照射放疗和内照射放疗。外照射放疗是指使用机器从身体外部照射，而内照射放疗则是指将放射性物质放置在肿瘤附近或内部进行照射。

全身放疗是指使用放射性物质（如放射性碘）在血液中扩散，以杀死肿瘤细胞。这种方法通常用于治疗转移性肿瘤或系统性肿瘤。

放疗使用的射线类型包括 X 射线、γ 射线或质子等。不同的射线具有不同的能量和穿透能力，可以根据肿瘤的类型和位置选择合适的射线。

放疗对于骨与软组织肿瘤的治疗具有重要意义。它可以减轻疼痛，控制肿瘤生长，减小肿瘤体积，并提高患者的生活质量。

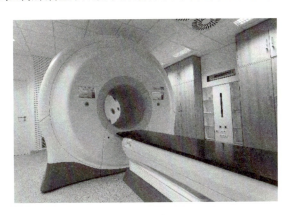

放疗设备

放疗中常用的放射线有哪些?

常用的放射线包括高能 X 线、质子束、重离子束等。

（1）高能 X 线：高能 X 线是一种穿透性强的射线，常用于治疗浅表和内部的肿瘤，如皮肤癌、乳腺癌、肺癌等。它能够穿透人体组织，杀死肿瘤细胞，同时对周围正常组织的损伤较小。

（2）质子束：质子束是一种高能射线，具有较高的生物学效应。它能够准确地将能量传递给肿瘤细胞，对周围正常组织的损伤较小。质子束常用于治疗眼癌、脑瘤、肺癌等。

（3）重离子束：重离子束是指荷能碳离子在引出装置中被加速至高能状态，随后通过磁场和电场的操作，将离子引向治疗室，对肿瘤进行精确照射。重离子束具有较高的剂量分布集中性和对肿瘤细胞的强大杀伤力，能够有效地治疗深部肿瘤和难以治疗的肿瘤。

此外，还有其他类型的放射线，如电子束、中子束等，但它们在肿瘤治疗中的应用相对较少。

 放疗过程中医用加速器和模拟定位机分别起什么作用?

医用加速器是一种高能电子加速器，它能够产生高能量的电子束流，用于治疗癌症等疾病。

医用加速器与普通加速器不同，其设计主要考虑了治疗癌症的需求，因此具有特定的治疗模式和性能要求。医用加速器通常采用低剂量、高剂量或低剂量、低剂量等不同的治疗方式，通过调节电子束流的大小、强度和方向等参数，实现对癌症的精准治疗。

医用加速器在医学领域的应用非常广泛，包括放射治疗、放射性粒子治疗、放射性粒子束治疗等。这些治疗方式可以有效地控制肿瘤的生长，提高癌症的治疗效果，并减少副作用。

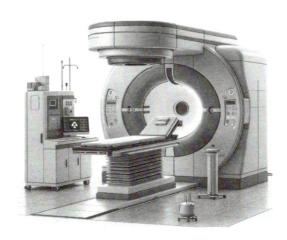

医用加速器示意图

放疗中模拟定位机的作用主要是进行放疗的定位和摆位。

它能够模拟加速器、钴机的机械运动，包括机架旋转、机头转动、限束器开闭、距离指示、照射野指示、治疗床各部分运动等，因此可以准确地模拟放疗计划的关键设备，并确保放疗的正确实施。

此外，模拟定位机还可以通过 X 线影像系统准确定位肿瘤的照射位置、照射面积、肿瘤深度、等中心位置等几何参数，以及机架旋转、机头旋转角度、源瘤距、源皮距、限束器开度、升床高度等机械参数，从而为治疗摆位提供有力的依据，确保放疗的正确实施。

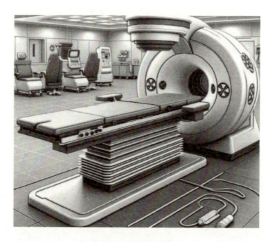

模拟定位机示意图

59 放疗时为何要体表定位？

放疗时进行体表定位的原因如下：

（1）确定肿瘤的位置和大小：放疗时需要精确地确定肿瘤的位置和大小，以便准确地照射肿瘤并避免对周围正常组织造成损伤。体表定位可以帮助医生在体表上标记出肿瘤的位置和大小，从而为放疗提供准确的定位信息。

（2）确保治疗的准确性：放疗时需要精确地控制射线的剂量

和分布,以确保对肿瘤的照射效果最佳而周围正常组织受影响最小。体表定位可以帮助医生在放疗计划中准确地将肿瘤的位置和大小与射线剂量分布相对应,从而确保治疗的准确性。

(3)提高治疗效果:通过体表定位,可以更好地确定照射野,并有助于对周围的正常组织进行保护,从而提高治疗效果。

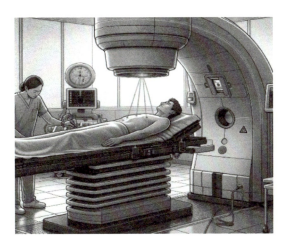

放疗示意图

60 放疗一般多久做一次? 一个周期又是多长时间?

放疗科医生会根据患者肿瘤的分期、病理类型来确定放疗次数,一般为 25～35 次不等。一般情况下是每天 1 次,每周 5 次,即患者从周一至周五每天都需要放疗,但也存在部分特殊情况。例如,鼻咽癌的放疗疗效较好,为进一步提高疗效,部分医院会提出进行超分割放疗,即每天进行 2 次放疗,2 次放疗时间间隔 6～

8 小时以上。这种方式虽然可以提高放疗的疗效,但是也会提高放疗的副作用,因此目前不作为常规治疗手段。

另外,宫颈癌的放疗分为外照射和后装放疗,后装放疗通常是在外照射结束后,根据患者的情况安排每周 1 次或 2 次。如果是每周 1 次,则患者基本需要做 4～5 次;如果是每周 2 次,则可能需要做 5～6 次,一般需要 2～3 周的治疗时间。

放疗 1 个周期的时间长短取决于多种因素,如患者的病情、治疗方案、放疗设备的类型等。

一般来说,常规的放疗周期为 3～4 周,每周 5 天,每天 1 次,每次 1～2 分钟。对于一些病情较轻、治疗难度较小的肿瘤,如鼻咽癌、扁桃体癌等,可能只需要 2～3 周。而对于一些病情较重、治疗难度较大的肿瘤,如胰腺癌、肝癌等,可能需要 4～5 周,甚至更长时间的放疗。

另外,有些特殊情况下需要进行分割放疗,即每天进行多次放疗,这种情况下的放疗周期可能会更长。

需要注意的是,以上只是常规情况下的放疗周期,具体的周期时间还需要根据患者的具体情况和医生的治疗方案来确定。

61 骨与软组织肿瘤的放疗有哪些副作用?

可能会带来以下副作用:

(1) 全身副作用:放疗期间,肿瘤组织崩解、毒素被身体吸收,可能会引起一系列的功能紊乱与失调,如精神不振、头痛头晕、身体衰弱、疲乏无力、食欲不振、恶心呕吐、腹痛腹泻、便秘、食后胀满等。轻微者可不做处理,重者应及时进行相应治疗,必要时减少放射剂量或停止放射治疗。

（2）局部副作用：由于身体各组织部位对放射线的耐受程度不同,且放射线的类型、剂量、照射面积也不同,所以各组织部位的表现也不尽相同。以放射性皮炎为例,皮肤对射线的耐受量与所用放射源、照射面积和部位有关。钴 60 治疗机和直线加速器产生的 γ 射线和高能 X 线穿透力强,因此皮肤接受的放射剂量较小,反应较轻;而 X 线治疗机产生的低能 X 线和感应加速器产生的电子束会使得皮肤接受的放射剂量较大,导致反应较重。

62 按治疗时限划分，放疗分为哪几种？

（1）术前放疗：辅助治疗的放疗中,较多采用的是术前放疗,可以结合或不结合化疗进行。术前放疗能使瘤体减小,瘤细胞活力降低,提高手术切除的机会,更好保存患肢,降低了术中种植和远处转移的发生率,术前放疗的缺点是影响术后创口的愈合。

（2）术中放疗：术中放疗主要用于瘤体已侵入周围重要的神经、血管,手术中不能完全切除,或有微小病灶残留。其优点是能够有效杀灭肿瘤细胞,减小局部复发率,缩短放疗时间。许多学者研究认为,术中放疗在对不能达到根治性手术切除的肿瘤治疗方面具有广阔的前景。

（3）术后放疗：术后放疗用于术后局部有残留的肿瘤治疗，并且肿瘤对放射具有一定的敏感性。术后放疗的优点是可以根据肿瘤的组织学分型和对放射的敏感程度，对放射剂量进行调整，尽量给予根治性或接近根治性的剂量。

63 按治疗方式分类，放疗分为哪几种？

（1）快中子治疗：快中子治疗具有杀伤作用高、对细胞含氧量依赖性低、对细胞周期中不同时期细胞的放射敏感性差别小等特点，主要缺点是对周围正常组织的杀伤较光子重。

（2）后装放疗：目前常用的后装放疗有腔内照射、管内照射、组织间照射、术中置管和预置模型后装等。它们可在短时间内使肿瘤接受大剂量的照射，最大程度地杀灭瘤细胞，并避免周围正常组织照射过多，从而提高了保肢的质量。

（3）调强适形放疗：依靠影像检查定位，通过共面或非共面多野或多弧照射，每支射线的强度由计算机调控，使高能射束的形态始终与肿瘤靶区一致或近似一致，从而向肿瘤或肿瘤内的特定区域发射精的辐射剂量，调强适形放疗的优点是大幅度地增加肿瘤靶区的放射治疗剂量，提高肿瘤控制率，避免射线对周围正常组织造成过多的损伤。缺点是不能解决肿瘤内部剂量均匀性的问题。

64 什么是肿瘤的靶向治疗？

肿瘤的靶向治疗是一种针对特定肿瘤细胞的治疗方法，通过攻击肿瘤细胞特有的基因或蛋白质，从而达到抑制肿瘤生长、减缓病情进展和提高患者生存率的目的。

靶向治疗的药物通常是针对肿瘤细胞特定的基因或蛋白质设计的，这些药物可以选择性地抑制肿瘤细胞的生长信号通路或破坏肿瘤细胞的生存机制，从而抑制肿瘤的生长和扩散。靶向治疗的优势在于，其具有较高的特异性和较低的副作用，因为这种治疗方式针对的是肿瘤细胞特有的基因或蛋白质，而不是针对所有细胞。

靶向治疗的药物种类很多，包括单克隆抗体、小分子抑制剂、抗血管生成药物等。其中，单克隆抗体是一种针对肿瘤细胞表面特异性抗原的抗体，可以与肿瘤细胞结合并引导免疫细胞攻击肿瘤细胞。小分子抑制剂是一种针对肿瘤细胞内部特定酶或信号通路的抑制剂，可以抑制肿瘤细胞的信号转导和基因表达。抗血管生成药物则可以抑制肿瘤血管的生成，切断肿瘤的营养供给，进而导致肿瘤凋亡。

靶向治疗的效果因肿瘤类型和患者个体差异而异，并非所有患者都能从靶向治疗中受益。此外，靶向治疗也可能导致一些副作用，如皮疹、腹泻、疲劳等。因此，在选择靶向治疗时，患者应与医生详细讨论治疗方案和可能产生的副作用，以便做出明智的决策。

65 常见的靶向治疗药物有哪些？ 其与化疗的区别在哪？

常见的靶向治疗药物包括：

（1）针对特异性治疗靶点的靶向治疗药物：如针对 *EGFR* 基因敏感突变的吉非替尼、厄洛替尼、奥希替尼、阿法替尼等，针对 *ALK* 基因融合的克唑替尼、阿来替尼、色瑞替尼等，以及针对 *HER - 2* 基因扩增的药物，如曲妥珠单抗、帕妥珠单抗等。

（2）多种治疗靶点的多激酶抑制剂：如索拉非尼、舒尼替尼、培唑帕尼等。

靶向治疗与化疗是两种不同的治疗方法，它们的主要区别在于治疗原理和药物作用机制，副作用和适用人群：

（1）治疗原理：靶向治疗是一种针对特定靶点的治疗方法，它通过抑制肿瘤细胞增殖、促进肿瘤细胞凋亡等方式来达到治疗目的。而化疗则是通过使用化学药物来杀死肿瘤细胞，从而达到治疗目的。

（2）药物作用机制：靶向治疗的药物主要是针对特定的肿瘤细胞受体、酶、信号转导途径等，通过抑制或激活特定靶点来发挥作用。而化疗药物则是通过干扰 DNA 的复制、转录等过程，从而杀死肿瘤细胞。

（3）副作用：靶向治疗的副作用相对较小，因为靶向治疗药物主要是针对特定的靶点进行作用，对正常细胞的损害较小。而化疗药物的副作用则较大，主要是因为它们对所有细胞都有一定的毒性作用。

（4）适用人群：靶向治疗通常适用于具有特定基因变异或特定病理类型的肿瘤患者，如 *EGFR* 基因敏感突变的肺癌患者等。而化疗则适用于多种肿瘤类型，如血液系统肿瘤、乳腺癌、肺癌等。

66 肿瘤的靶向治疗会产生副作用吗？

肿瘤的靶向治疗是一种针对特定肿瘤细胞的治疗方法，通过抑制肿瘤细胞生长、促进肿瘤细胞凋亡等方式来达到治疗肿瘤的目的。但是，靶向治疗也可能会产生一些副作用，这些副作用通常在治疗后不久出现，随着治疗的结束逐渐减轻。下面是一些常见的副作用：

（1）皮肤毒性：靶向治疗可能会引起皮肤毒性，包括皮肤干燥、瘙痒、红斑、脱屑等。

（2）胃肠道毒性：靶向治疗可能会引起胃肠道毒性，包括腹泻、恶心、呕吐、胃痛等。

（3）肝毒性：靶向治疗可能会引起肝毒性，包括肝功能异常、肝损伤等。

（4）心脏毒性：靶向治疗可能会引起心脏毒性，包括心肌损伤、心律失常等。

（5）全身乏力：靶向治疗可能会导致全身乏力，使得患者感到疲劳和无力。

（6）骨髓抑制：靶向治疗可能会导致骨髓抑制，使得患者的白细胞、红细胞和血小板数量减少。

 67 什么是肿瘤的免疫治疗？

肿瘤的免疫治疗是应用免疫学原理和方法，提高肿瘤细胞的免疫原性和对效应细胞杀伤的敏感性，激发和增强机体的抗肿瘤免疫应答，并应用免疫细胞和效应分子输注宿主体内，协同机体免疫系统杀伤肿瘤、抑制肿瘤生长。肿瘤的免疫治疗近来备受关注，是肿瘤治疗领域的焦点，有望成为继手术、化疗、放疗和靶向治疗后肿瘤治疗领域的另一场革新。

2011 年，美国食品药品监督管理局（FDA）批准了 CTLA 单克隆抗体——伊匹木单抗用于治疗晚期黑色素瘤，这是第一个获批的肿瘤免疫疗法。2014 年，PD-1 单抗纳武单抗率先获得批准用于临床，随后，帕博珠单抗也获得美国 FDA 批准。自 2018 年 6 月以来，我国的免疫治疗发展迅速，目前已有多种药物获批上市。此外，还有两种 PD-L1 进口药物获批上市。

早在 1774 年，人们就观察到，严重感染的肿瘤患者，其恶性肿瘤会自行消退。19 世纪末，William Coley 首先开始采用混合的细菌毒素（Coley 毒素）来治疗恶性肿瘤，其疗效令人振奋。这就是肿瘤免疫治疗的开始。Coley 也因此成了免疫疗法及辅助疗法的创始人。

免疫检查点抑制剂是如何起作用的?

现代医学对人类免疫系统的认识经历了艰辛而漫长的探索，我国传统医学也对增强机体免疫以对抗肿瘤有诸多论述，但直到2018年，诺贝尔生理学或医学奖颁给了美国 James P. Allison 和日本 Tasuku Honjo，人们才广泛认识到免疫检查点抑制剂——这种利用操控机体自身免疫相关分子的治疗手段的威力。

正常情况下，机体内的免疫细胞就像巡逻的哨兵，通过细胞免疫机制特异性地清除发生突变的细胞，在体内发挥着监视和保护作用。然而，当肿瘤细胞在各种因素作用下逃脱机体免疫系统的监视时，便可在体内迅速分裂增殖。PD-1 称为程序性死亡受体 1，是 T 细胞表达的一种重要的免疫抑制分子，它与肿瘤细胞上的 PD-L1 结合，能抑制 T 细胞的增殖活化，从而逃避肿瘤免疫应答。PD-1/PD-L1 抗体的作用就是阻断 PD-1 与 PD-L1 之间的结合，使免疫细胞保持活性，恢复其对肿瘤细胞的识别和杀伤力。

69 免疫相关副反应是什么？ 如何发现和控制免疫相关副反应？

PD-1 受体抑制剂能解除 T 细胞的免疫抑制状态，在增强抗肿瘤效应的同时，它们也能增强对自身各系统组织的异常免疫反应,称为免疫相关副反应。这些副反应涉及多个器官,包括皮肤、消化道、肝脏、内分泌和肺脏等。这些副反应可以造成全身各个脏器受累,临床表现大多没有特异性。随着现代医学的进步,多数副反应可以得到良好的控制,然而,少数严重的副反应也可能造成严重的脏器功能衰竭,因此,及时有效地发现和控制免疫相关副反应十分重要。

对于免疫相关副反应的管理措施,需要遵循预防、评估、检查、监测和治疗的基本原则。以下是一些具体的建议:

(1)预防:在开始免疫治疗之前,医生和患者应充分了解免疫治疗的风险和效益,并制定合适的治疗计划。患者应了解免疫治疗可能引起的副反应,并做好自我管理和监测的准备。

(2)评估:在开始免疫治疗之前,应对患者的身体状况进行全面评估,包括病史、体格检查、实验室检查等,以确定患者是否适合接受免疫治疗。

(3)检查:在免疫治疗期间,应定期进行相关检查,如影像学检查、病理学检查、免疫学检查等,以监测免疫相关副反应的发生和发展情况。

(4)监测:在免疫治疗期间,应密切监测患者的症状和体征,如发热、皮疹、乏力、咳嗽、恶心等,以便及时发现和处理免疫相关副反应。

(5)治疗:一旦出现免疫相关副反应,应根据副反应的级别和性质采取相应的治疗措施。对于1~2级不良反应,可采用激素干预等措施及时控制。而对于3~4级的不良反应,应及时就医,立刻停止免疫治疗,并及时医疗干预。

总之,对于免疫相关副反应的管理,需要医生和患者共同努力,通过全面的评估、检查和监测,及时发现和处理免疫相关副反应,确保免疫治疗的顺利进行和患者的安全。

70 什么是骨与软组织肿瘤的介入栓塞治疗？ 需要哪个科室操作？

骨与软组织肿瘤的介入栓塞治疗是一种使用药物来栓塞血管,以减少肿瘤供血、局部杀伤肿瘤细胞的方法,从而达到控制肿瘤的目的。具体来说,它通过使用特殊的导管插入到肿瘤的供血血管内,然后注入栓塞物质,如微粒、微球、凝胶等,以阻断肿瘤的血液供应,从而抑制肿瘤的生长和扩散。

这种治疗方法主要适用于那些无法通过手术或药物治疗的骨与软组织肿瘤患者。对于一些无法通过手术完全切除的肿瘤,或者在手术前需要先缩小肿瘤体积的情况下,介入栓塞治疗可以作为一种有效的术前辅助治疗手段。

介入栓塞治疗通常由肿瘤科或介入科医生操作。肿瘤科医生通常是介入治疗的主要决策者和操作者,他们具备肿瘤学专业知识和技能,能够准确地判断患者的病情并制定合理的治疗方案。介入科医生则具备血管介入和影像学诊断等方面的专业技能,能够熟练地进行介入栓塞治疗。

在接受骨与软组织肿瘤的介入栓塞治疗前,患者需要咨询专业医生,了解治疗方案、操作过程和可能存在的风险,以便做出明智的决策。同时,患者还需要充分了解自己的身体状况和可能出现的副作用,以便及时采取相应措施。

71 介入栓塞治疗有哪些副作用?

(1)疼痛:介入栓塞治疗属于有创治疗,可能会刺激或损伤肿瘤周围的神经或组织,导致疼痛。

(2)发热:由于介入栓塞治疗过程中使用了抗肿瘤药物,而这些药物可能会引起机体发热。

(3)恶心和呕吐:介入栓塞治疗所用的药物可能会引起胃肠道反应,包括恶心和呕吐。

(4)乏力:介入栓塞治疗过程中,患者的身体和精神都承受了一定的负担,可能会导致乏力感。

(5)局部组织损伤:介入栓塞治疗过程中使用的导管或其他医疗器械可能会对肿瘤周围的正常组织造成一定的损伤。

(6)过敏反应:部分患者可能会对介入栓塞治疗所使用的药物或材料产生过敏反应,如皮疹、呼吸急促等症状。

(7)血栓形成:介入栓塞治疗过程中,血管内皮可能会受到损伤,进而导致血栓形成。

(8)肾功能不全:部分抗肿瘤药物可能会对肾脏造成损害,导致肾功能不全。

（9）呼吸系统问题：介入栓塞治疗过程中，部分患者可能会出现呼吸急促、呼吸困难等呼吸系统问题。

（10）骨髓抑制：部分抗肿瘤药物会抑制骨髓造血功能，导致白细胞、红细胞和血小板数量下降。

72 近些年来骨与软组织肿瘤的介入栓塞治疗有什么新进展？

近年来，随着医学技术的不断进步，骨与软组织肿瘤的介入栓塞治疗也在不断发展。以下是一些新进展：

（1）药物洗脱技术：在介入栓塞治疗中，通过药物洗脱技术可以将化疗药物直接输送到肿瘤组织内，从而提高局部药物浓度，增强对肿瘤细胞的杀伤作用。

（2）微球技术：微球技术是一种新的栓塞技术，它可以将栓塞物质制成微球状，通过介入导管输送到肿瘤血管内，从而更精确地栓塞肿瘤血管，并减少对正常组织的损伤。

（3）免疫治疗：免疫治疗是近年来肿瘤治疗领域的重要进展之一，也被应用于介入栓塞治疗中。通过将免疫药物与栓塞物质结合，可以在栓塞肿瘤血管的同时激活患者的免疫系统，增强对肿瘤的杀伤作用。

（4）联合治疗：近年来，越来越多的研究表明，介入栓塞治疗与其他治疗方法（如手术、放疗、化疗等）联合应用可以取得更好的治疗效果。例如，在手术前进行介入栓塞治疗可以缩小肿瘤体积,降低手术难度和风险;在放疗或化疗后进行介入栓塞治疗可以增强局部控制率。

(5)个性化治疗:随着精准医学的不断发展,介入栓塞治疗也逐渐向个性化治疗方向发展。通过对患者的基因突变、肿瘤类型和病情进行全面评估,可以制定更加精准的介入栓塞治疗方案,以提高治疗效果和患者的生活质量。

73 骨与软组织肿瘤的介入栓塞治疗需要什么特殊设备?

需要使用一些特殊的医疗设备和材料,主要包括:

(1)血管造影机:血管造影机是介入治疗的核心设备,它可以通过影像学技术将血管结构和病变情况清晰地显示出来,帮助医生判断病情并制定合理的治疗方案。

(2)介入导管:介入导管是介入治疗中用于输送栓塞物质、药物和其他治疗材料的细长管道,它需要具备柔软、耐用、易于操作等特点。

(3)栓塞物质:栓塞物质是用于堵塞肿瘤血管的材料,常用的有微球、微粒、凝胶等。这些物质需要具备安全、有效、易操作等特点。

(4)抗肿瘤药物:在介入栓塞治疗中,常常会将抗肿瘤药物与栓塞物质结合使用,以提高治疗效果。这些药物需要经过特殊处理,以便在局部发挥最大的药效。

（5）其他材料：介入治疗还需要使用一些其他材料，如栓塞剂输送装置、导丝、穿刺针等。

74 患者在接受介入栓塞治疗前需要做哪些准备？

（1）心理准备：介入栓塞治疗是一种相对较新的治疗方法，大部分患者可能对其不太了解，因此可能会感到紧张和恐惧。患者可以通过与医生沟通、了解治疗过程和效果等方式来缓解紧张情绪，同时家人也应给予患者更多的关注和安慰。

（2）身体准备：患者在接受介入栓塞治疗前需要保持良好的身体状态，包括充足的睡眠、合理的饮食和适当的锻炼等。同时，患者需要避免服用抗凝药物或活血化瘀类的中药等，以免增加出血风险。另外，患者在接受介入栓塞治疗前通常需要禁食。具体来说，一般需要禁食8小时，同时可能还需要口服一些药物，具体需遵循医生指示。

（3）术前检查：在接受介入栓塞治疗前，患者需要进行相关的术前检查，如血常规、尿常规、肝肾功能、心电图等，以了解患者的身体状况和病情，为制定治疗方案提供参考。

（4）穿着准备：患者在接受介入栓塞治疗时需要穿着宽松的衣物，以便于手术操作。

（5）配合医生：患者在接受介入栓塞治疗时需要积极配合医生的治疗，应按照医生的指示进行操作，不要随意移动身体或触摸医疗设备等。

 中医药对骨肿瘤是怎样认识和治疗的?

　　中医药对骨肿瘤的认识可以追溯到古代。在《黄帝内经》中，就有对骨肿瘤症状的记载。此后，历代医家从不同的侧面对骨肿瘤的认识和治法进行了探索和补充，使得对骨肿瘤的认识逐渐加深。

　　综合诸医家的论述，中医认为骨肿瘤是由肾气不足、阴阳失调、脏腑功能紊乱，以致寒湿毒邪乘虚而入，气血瘀滞，蕴于骨骼而成。例如，外邪侵袭，由表及里，深达骨骼，久留积聚而成；跌扑损伤，血络受损，瘀血停聚，不散成瘤；禀赋不足，或劳力过度，房劳过度，耗伤肾气，肾主骨生髓，肾气亏耗则骨骼病变；多食不节，损伤脾胃，脾失健运，生湿生痰，积聚成瘤；精神刺激，情志不畅，五志过极，以致阴阳失调，气血不和，经络阻塞，致成骨瘤。

　　中医将骨肿瘤又称为"骨睢""骨疽""石痈""石疽""骨瘤""石瘤""肉瘤"等。例如，《灵枢·刺节真邪》中就有对"骨疽"的记载："有所结，深中骨，气因于骨，骨与气并，日以益大，则为骨疽。"孙思邈(唐)在其所著《备急千金要方》中将肿瘤分成瘿瘤、骨瘤、脂瘤、石瘤、肉瘤、脓瘤、血瘤和息瘤八类，首次提出"骨瘤""肉瘤"之病名。

　　至于病因病机方面，中医认为寒邪致病患者多疼痛剧烈，瘤体肿大坚硬，畏寒肢冷，昼轻夜重或阴雨天加重等。

具体来说,中医药治疗骨与软组织肿瘤的方法包括:

(1) 补益气血:通过补益气血,增强患者的体质,提高机体的抵抗力。常用的中药有黄芪、当归、人参、枸杞等。

(2) 活血化瘀:通过活血化瘀的方法,改善局部血液循环,促进组织代谢,从而达到缓解疼痛、消肿散结的目的。常用的中药有丹参、红花、川芎等。

(3) 清热解毒:通过清热解毒的方法,清除体内的热毒,减轻炎症反应,从而达到缓解疼痛、控制病情的目的。常用的中药有金银花、连翘、板蓝根等。

(4) 软坚散结:通过软坚散结的方法,使肿瘤逐渐软化、消散。常用的中药有威灵仙、鳖甲、牡蛎等。

需要注意的是,中医药治疗骨与软组织肿瘤的效果相对较慢,需要长期坚持用药。同时,中医药治疗也需要根据患者的具体情况进行个体化的治疗方案设计,以达到最佳的治疗效果。

76 中医药治疗骨与软组织肿瘤有副作用吗?

中医药治疗骨与软组织肿瘤也可能会产生一定的副作用。虽然中医药治疗骨与软组织肿瘤的方法相对较温和,但由于患者个体差异较大,且不同药物之间可能存在相互作用,因此可能会产生一些不良反应。

常见的中医药治疗骨与软组织肿瘤的不良反应包括消化系

统不适、皮肤过敏反应、药物性肝损害等。例如，一些中药可能会刺激胃肠道，引起恶心、呕吐、腹泻等症状；有些中药可能会引起药物性皮炎、荨麻疹等过敏反应；还有一些中药可能会对肝脏造成损害，引起肝功能异常等。

此外，中医药治疗骨与软组织肿瘤的效果也需要在医生的指导下进行评估和调整。如果使用不当或过量使用某些中药，可能会导致药物中毒或其他严重的副作用。

因此，如果患者正在接受骨与软组织肿瘤的中医药治疗，建议患者定期随访，向医生详细描述自己的不适症状和药物使用情况，以便及时调整治疗方案和预防不良反应的发生。

77 接受手术治疗、放疗、化疗或靶向治疗的患者，能否同时接受中医药治疗？

可以同时接受中医药治疗。中医药治疗骨与软组织肿瘤的方法主要是从调理患者的体质、增强正气、祛除邪气等方面入手。虽然外科手术、放疗、化疗或靶向治疗等西医治疗方法可以在一定程度上缓解患者的症状，但同时也可能会带来一些副作用，而中医药治疗可以在一定程度上减轻这些副作用，从而改善患者的身体状况和生活质量。

在接受中医药治疗时，建议患者在医生的指导下进行治疗，切勿自行用药或改变治疗方案。同时，患者也需要注意定期进行随访和检查，以确保治疗效果。

恶性骨与软组织肿瘤患者的产生疼痛的原因和具体表现是什么?

恶性骨与软组织肿瘤患者产生疼痛的原因主要有两方面。首先,肿瘤的增长会侵犯神经,从而刺激神经引发疼痛。这种疼痛通常非常剧烈,难以忍受,需要通过应用麻醉性镇痛药物来缓解。其次,恶性骨肿瘤会破坏正常的骨组织,影响骨的代谢和强度,从而引起疼痛。

恶性骨与软组织肿瘤患者疼痛的具体表现包括:

(1)局部疼痛:这是骨与软组织恶性肿瘤的典型症状,通常表现为局部的疼痛和酸胀感,有时会伴有肿胀。这种疼痛通常在疾病初期表现为间歇性,但随着病情的发展,可能会进展为持续性,且会在夜间加剧,影响患者的睡眠。

(2)病理性骨折:在病情晚期,由于肿瘤的破坏,骨骼的强度会受到影响,可能会出现病理性骨折。这种骨折通常在轻微外力作用下就会发生,如日常活动或轻微碰撞等。骨折发生时,患者会感到剧烈的疼痛和肿胀。

恶性骨肿瘤的疼痛有哪些缓解方法?

可以通过以下方法缓解:

(1)药物治疗:轻度疼痛可以使用非甾体抗炎药,如布洛芬、吲哚美辛等。对于中度到重度的疼痛,可以使用阿片类镇痛药,如吗啡、芬太尼等。对于难以忍受的疼痛,可以使用神经阻滞药物,如利多卡因、罗哌卡因等。

（2）物理治疗：如冷敷、热敷、按摩、针灸等,可以缓解局部疼痛和不适。

（3）心理治疗：如认知行为疗法、心理疏导等,可以帮助患者调整心态,减轻疼痛对生活的影响。

（4）姑息性治疗：包括放疗、化疗、手术等,可以减轻肿瘤对骨骼的破坏,缓解疼痛。

（5）康复治疗：如物理疗法、运动疗法等,可以促进骨骼和肌肉的恢复,减轻疼痛。

80 恶性肿瘤的阶梯止痛法指的是什么?

恶性肿瘤的阶梯止痛疗法是指根据患者疼痛的程度和性质,采用不同强度的镇痛药物来进行治疗,以达到缓解疼痛和提高生活质量的目的。

具体而言,阶梯止痛疗法将疼痛分为四个阶段,每个阶段都有相应的镇痛药物可供选择。第一阶段可使用非阿片类药物,如非甾体抗炎药和辅助镇痛药;第二阶段可使用弱阿片类药物,如可待因和曲马多等;第三阶段可使用强阿片类药物,如吗啡和芬太尼等;恶性肿瘤止痛的最后手段则是在前三阶段无效的情况下,采用神经阻滞、化学性神经毁损等微创介入手术进行镇痛治疗。

这种阶梯止痛疗法已被世界卫生组织推荐为治疗癌痛的标准方法之一。它不仅有助于缓解患者的疼痛,还可以提高患者的生活质量,减轻疼痛对患者的身心影响。同时,根据患者的具体情况和需要,还可以灵活调整治疗方案,以达到最佳的治疗效果。

81 骨与软组织肿瘤的综合治疗指的是什么?

骨与软组织肿瘤的综合治疗指的是在面对这类肿瘤时,采用多种治疗方法相结合,以达到最佳的治疗效果。

具体而言,综合治疗包括外科手术、放疗、化疗、生物治疗等多种方法。对于良性肿瘤,通常以手术切除为主,同时根据情况采用放疗或化疗辅助治疗。而对于恶性肿瘤,综合治疗显得更为重要,通常需要在手术前或手术后进行放疗、化疗和生物治疗等辅助治疗,以提高手术效果、减少复发概率、提高患者生活质量。

在综合治疗中,医生会根据患者的具体情况制定个体化的治疗方案,根据肿瘤的部位、大小、恶性程度等因素进行综合考虑,以达到最佳的治疗效果。同时,医生还会根据患者的身体状况和心理状况进行适当的调整和治疗,以保障患者的身心健康。

综合治疗需要多学科医生的协作和治疗团队的配合,包括外科医生、放疗医生、化疗医生、病理医生、护理人员等。通过多学科的合作和综合治疗团队的配合,可以更好地为患者提供全面的、个体化的治疗方案,以提高治疗效果和患者生活质量。

总之,骨与软组织肿瘤的综合治疗需要多学科医生和治疗团队的协作,采用多种治疗方法相结合,以达到最佳的治疗效果。患者应积极配合医生的治疗方案,并保持良好的心态和生活习惯,以促进康复和改善生活质量。

 骨与软组织肿瘤的综合治疗有哪些优缺点?

综合治疗的优点包括:

(1)克服单一治疗的局限性:每种治疗手段都有其局限性,仅凭一种治疗方法无法完全治愈肿瘤。而通过综合治疗,可以结合多种治疗手段的优点,克服其局限性,提高治疗效果。

(2)提高治疗效果:综合治疗可以同时作用于肿瘤的不同部位和不同细胞类型,使治疗效果得到叠加和放大,从而提高肿瘤治愈率和患者生存率。

(3)减少副作用:综合治疗可以减少单一治疗手段的剂量和强度,从而减少副作用的发生和程度。

(4)提高患者生活质量:综合治疗不仅关注肿瘤的治愈率,还关注患者的生活质量。通过综合治疗,可以减少治疗的痛苦和不适,提高患者的生活质量。

(5)个性化治疗:综合治疗可以根据每个患者的具体情况和

肿瘤的特征,制定个性化的治疗方案,从而提高治疗效果和患者的满意度。

尽管肿瘤的综合治疗具有许多优点,但也存在一些缺点:

(1)治疗复杂:综合治疗需要多个学科的医生共同协作,制定治疗方案和计划,这使得治疗过程相对复杂,需要医生之间的密切配合和沟通。

(2)费用较高:综合治疗需要使用多种治疗手段,包括手术、放疗、化疗、免疫治疗等,因此治疗费用相对较高,会给患者带来一定的经济压力。

(3)副作用:虽然综合治疗可以减少单一治疗手段的剂量和强度,但仍然可能产生一些副作用,如恶心、呕吐、骨髓抑制等。

(4)患者心理负担重:肿瘤患者本身就承受着较大的心理压力,而综合治疗需要多次治疗、多次检查,可能给患者带来更多的心理负担。

(5)疗效不确定:虽然综合治疗可以提高治疗效果,但仍然存在一定的疗效不确定性和复发风险。

第四篇
基因测序技术在骨与软组织肿瘤诊疗中的应用

83 为什么有时医生会建议恶性肿瘤患者做标本的基因测序?

原因如下:

(1)寻找靶点:基因测序可以帮助医生寻找与肿瘤相关的靶点,这些靶点可能是潜在的治疗目标。

(2)指导用药:通过基因测序,医生可以了解患者肿瘤的基因变异情况,从而根据每种药物的作用机制和耐药机制,为患者选择最合适的药物。

(3)预测疗效:基因测序可以帮助医生预测某种药物对患者的疗效,从而避免无效化疗,提高治疗效果和患者生活质量。

(4)个性化治疗:基于每个患者的基因测序结果,医生可以为患者提供个性化的治疗方案,从而提高治疗效果和患者的生存率。

(4)预后评估:通过基因测序,医生可以评估患者的预后情况,从而更好地制定治疗计划和监测病情。

需要注意的是,基因测序并不一定适用于所有恶性肿瘤患者,其有效性可能受到多种因素的影响,如肿瘤的种类、分期、分级等。此外,基因测序结果也需要结合患者的具体情况进行综合分析和解读。因此,在考虑对恶性肿瘤患者进行标本的基因测序时,应咨询专业医生并遵循其建议。

84 基因测序技术是怎么回事?

基因测序技术是一种能够测定 DNA 分子中碱基序列的技术,它利用特定的设备和技术对 DNA 片段进行解读和分析,以揭示基因组的特征和变异情况。基因测序技术是现代生物技术领域的重要组成部分,已被广泛应用于医学、生物制药、农业、生态学等领域。

基因测序技术的出现,使得对人类基因组的解读成为可能,推动了人类对生命科学的认识。通过基因测序技术,科学家可以发现与人类健康、疾病发生、药物反应等相关的基因变异和基因表达特征,为疾病的预防、诊断和治疗提供重要的依据。

目前,基因测序技术已经发展到了第三代测序技术。第二代测序技术(NGS)即高通量测序技术,这种技术利用可逆终止末端和边合成边测序的方法,实现了对大量 DNA 片段的同时测序,大大提高了测序的效率和准确性。第三代测序技术也正在发展中,它具有更高的灵敏度和分辨率,能够更好地揭示基因变异和表达特征。

85 **在骨与软组织肿瘤诊疗过程中主要使用的是第几代基因测序技术?**

主要使用的是第二代测序技术,而不是第一代测序技术。第二代测序技术是一种高通量的测序技术,可以在一次实验中同时检测大量的基因突变。相比之下,第一代测序技术需要一个一个地检测基因,效率较低。

在骨与软组织肿瘤的诊疗中,第二代测序技术可以检测肿瘤组织的基因突变,帮助医生确定患者的治疗方案并预测其预后。例如,有些基因突变可能导致肿瘤对某些药物敏感,而有些基因突变则可能导致肿瘤对某些药物耐药。通过第二代测序技术检测,医生可以选择对患者最有效的治疗方案。

此外,第二代测序技术还可以帮助医生预测肿瘤的复发风险和预后。例如,某些基因突变可能导致肿瘤容易复发,而其他基因突变则可能使得肿瘤的预后较好。通过第二代测序技术检测,医生可以更好地评估患者的预后并制定更加个性化的治疗方案。

总之,第二代测序技术在骨与软组织肿瘤的诊疗中起着重要的作用,可以帮助医生确定治疗方案、预测预后和评估复发风险。

86 **第三代测序技术在骨与软组织肿瘤诊疗中起什么作用?**

首先,第三代测序技术可以更精确地检测出肿瘤细胞的基因变异,包括点突变、插入和缺失等。这有助于医生更深入地了解肿瘤的遗传学特征,从而为患者提供更准确的诊断和个性化的治疗方案。

其次,第三代测序技术可以检测出肿瘤细胞中的一些稀有变异,如低频变异和克隆性变异等。这些变异可能难以通过传统的测序技术检测到,但它们对患者的治疗和预后具有重要影响。

此外,第三代测序技术还可以用于监测肿瘤患者的病情变化和耐药情况。通过比较治疗前后的基因测序结果,医生可以了解患者的病情进展和耐药情况,从而及时调整治疗方案,提高治疗效果和患者的生活质量。

总之,第三代测序技术在骨与软组织肿瘤诊疗中具有重要作用,可以为医生提供更全面、准确的患者基因信息,以帮助指导个性化治疗方案的制订和调整。

第五篇
骨与软组织肿瘤各论

 骨软骨瘤是怎样的肿瘤?

　　骨软骨瘤是一种常见的、软骨源性的良性肿瘤,通常位于骨表面,并有一个顶面有软骨帽和中间有髓腔的结构。这种肿瘤多发生于青少年,随机体发育而增大,但当骨骺线闭合后,其生长通常会停止。骨软骨瘤可分为单发性和多发性两种,其中单发性骨软骨瘤也称为外生骨疣,而多发性骨软骨瘤则称为骨软骨瘤病,并具有家族遗传史和恶变倾向。

　　骨软骨瘤通常表现为无痛性肿胀和畸形,有时也可能因发生病理性骨折而被偶然发现。如果没有症状,通常不需要治疗,但定期复查是必要的。如果肿瘤生长过快或出现其他病变,如局部疼痛、妨碍关节活动或压迫血管、神经和脏器等,就需要进行手术切除。

　　骨软骨瘤的主要表现是骨骼、关节的疼痛,但这种疼痛与青少年骨骼生长期的疼痛非常相似,因此家长不必过分担心。对于骨软骨瘤造成的疼痛,仍可采用恶性肿瘤的阶梯止痛法,主要是根据患者疼痛的程度和性质选择相应的镇痛药物治疗,以缓解疼痛和提高患者生活质量。

如果骨软骨瘤是单发性的且没有其他病变，通常可以直接切除肿瘤。如果肿瘤较大或位置特殊，可能需要进行部分或全部切除。如果肿瘤已经侵入关节或影响肌肉功能，则可能需要更复杂的手术来修复关节和肌肉。

总之，骨软骨瘤是一种常见的良性肿瘤，通常不需要治疗，但需

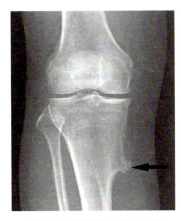

X线片示胫骨近端骨软骨瘤

要定期复查。如果需要治疗，手术切除是有效的治疗方法。在诊治方面，应注意区分良性肿瘤引起的疼痛与青少年骨骼生长期疼痛的区别，以避免过度担心和不必要的治疗。

88 内生软骨瘤是怎样的肿瘤？

内生软骨瘤是一种良性骨肿瘤，由透明软骨细胞过度增殖形成。这种肿瘤通常位于骨内，并不与骨表面接触，因此得名"内生"。它是手部最常见的肿瘤之一，通常在青少年时期发病，随着年龄增长，肿瘤可能会停止生长或逐渐缩小。

内生软骨瘤通常不会引起疼痛，因此很多患者在早期并不会察觉到它的存在。然而，随着肿瘤的生长，它可能会压迫周围的神经和血管，导致疼痛和其他症状。此外，虽然内生软骨瘤是良

性的，但仍然有恶变成肉瘤的风险，尽管这种风险相对较低。

对于内生软骨瘤的治疗，手术切除是常用的方法。手术中，医生会切除肿瘤及其周围的正常组织，以确保完全切除肿瘤，避免复发。对于较大的肿瘤或复杂的病例，可能需要通过自体或异体骨移植来修复骨骼的缺损。

总之，内生软骨瘤是一种良性骨肿瘤，通常需要手术治疗。虽然它是一种良性肿瘤，但仍需关注其恶变的风险，并及早进行治疗。在日常生活中，如果发现手部出现无痛性肿胀或畸形，应及时就医，以便早期发现和治疗内生软骨瘤。

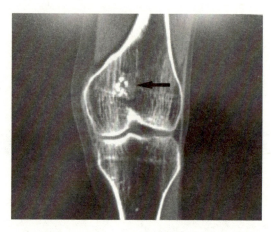

X线片示内生软骨瘤

 89 骨母细胞瘤是怎样的肿瘤?

骨母细胞瘤是一种特殊类型的肿瘤，通常发生在脊柱，是一种良性成骨性肿瘤。该肿瘤的特点是其会产生大量矿化不良的肿瘤性骨样基质,并且其活跃程度差别很大,可以相对静止,也可呈现很强的侵袭性。

骨母细胞瘤的组织学表现与骨样骨瘤极为相似,但它们的临床表现和影像学特征存在较大差异,因此仍作为不同的肿瘤进行处理。

在影像学检查中,骨母细胞瘤通常表现为边界清晰、大小不等的骨质破坏,即使进行手术切除,其复发率仍比较高,因此需要术后辅助放疗以降低疾病的复发概率。如果肿瘤同时伴随有神经根脊髓压迫,则需要进行椎管减压手术以改善症状。

骨母细胞瘤的病因尚不十分明确,可能存在病毒感染或血管发育异常等致病因素。该肿瘤在青少年中较为常见,且大部分患者的年龄在 25 岁到 30 岁。

在早期,骨母细胞瘤患者可能会出现肿瘤部位疼痛和放射性疼痛,严重时可能导致上肢或下肢无力麻木。随着病情的加重,运动感觉可能会完全消失。

该疾病的治疗方法主要包括手术治疗、放疗和药物治疗。

(1)手术治疗:手术切除是骨母细胞瘤的首选治疗方法。手术时需要将肿瘤组织彻底切除,同时尽可能保留周围正常的组织。而对于较大的肿瘤或复杂的病例,则可能需要通过自体或异体骨移植来修复骨骼的缺损。

(2)放疗:放疗是控制骨母细胞瘤的重要手段之一。通过放疗可以杀死肿瘤细胞,降低肿瘤的复发概率。但是放疗可能会对周围的正常组织造成一定的损伤,因此需要在专业医生的指导下进行。

(3)药物治疗:药物治疗可以缓解骨母细胞瘤引起的疼痛和其他症状,并抑制肿瘤的生长。常用的药物包括非甾体抗炎药、抗肿瘤药物和激素等。

综合治疗是骨母细胞瘤的最佳治疗方案。在医生的指导下,结合个人的具体情况,以制订合适的治疗方案,从而达到最佳的治疗效果。

90 骨肉瘤是怎样的肿瘤?

骨肉瘤是一种起源于间质细胞的恶性肿瘤,也被称为成骨肉瘤。它是最常见的原发性恶性骨肿瘤之一,通常好发于青少年。

骨肉瘤的致病因尚不十分明确,可能与病毒感染、遗传因素、放射线暴露等因素有关。该肿瘤通常在骨骼上形成,但也可能发生在其他部位,如软组织。

骨肉瘤的症状包括疼痛、肿胀、关节活动受限等。疼痛通常是最早出现的症状,随着病情的发展,疼痛可能会越来越严重。肿胀和关节活动受限也是骨肉瘤的常见症状,尤其是在膝关节、肘关节等部位。

骨肉瘤是一种恶性骨肿瘤,需要及时治疗。以下是骨肉瘤的治疗方法:

（1）手术治疗：骨肉瘤的手术治疗通常包括根治性切除和截肢。根治性切除是指将肿瘤组织彻底切除，并尽可能保留周围正常的组织；截肢则是切除整个受累的肢体。手术治疗的目的是尽可能减少肿瘤组织，降低复发的概率。

（2）术前化疗：在手术前进行的化疗可以缩小肿瘤体积，减轻症状，并降低肿瘤细胞的活性，有助于提高手术切除的效果。

（3）术后化疗：术后化疗可以进一步杀死残留的肿瘤细胞，以减少复发的可能性。

（4）放疗：放疗可以杀死肿瘤细胞，缓解疼痛和其他症状。

（5）药物治疗：药物治疗可以缓解疼痛和其他症状，并抑制肿瘤的生长。常用的药物包括非甾体抗炎药、抗肿瘤药物和激素等。

91 皮质旁骨肉瘤是怎样的肿瘤？

皮质旁骨肉瘤是一种低度恶性的骨肿瘤，属于骨肉瘤的亚型，通常发生于骨骼的皮质旁。相较于典型的骨肉瘤，它是一种较为少见的肿瘤，恶性程度相对较低，发展缓慢。

这种肿瘤在发病年龄、部位、临床和 X 线表现以及预后等方面均与典型骨肉瘤有所不同。患者的发病年龄通常较大，平均在 30 岁左右。肿瘤通常位于长骨干骺端，靠近皮质旁，但也可能发生于脊柱和骨盆等部位。

在影像学表现上,皮质旁骨肉瘤通常表现为边界较清晰的溶骨性病灶,周围无骨膜反应,这与典型骨肉瘤的影像学表现有所不同。由于肿瘤位于皮质旁,对骨破坏性较差,一般不会引起广泛的骨破坏。

在治疗方面,通常采用手术治疗和术后放疗的综合治疗方案。手术治疗的目的是尽可能切除肿瘤组织,同时保留周围正常的组织。术后放疗可以进一步杀死残留的肿瘤细胞,降低复发的概率。

总的来说,皮质旁骨肉瘤虽然是一种相对较为少见的低恶性骨肿瘤,但仍需及时治疗。通过综合治疗,可以有效地控制病情,并提高患者的生活质量。

92 低恶性髓内骨肉瘤是怎样的肿瘤?

低恶性髓内骨肉瘤是一种恶性肿瘤,主要发生于长骨干骺端,呈偏心性、溶骨性、囊性破坏而无骨膜反应,与骨巨细胞瘤的影像学表现相似。

该肿瘤的病因尚不十分明确,可能与遗传因素、环境因素等多种因素的作用有关。该肿瘤的发病年龄范围较广,但青少年是高发人群。

低恶性髓内骨肉瘤的症状通常包括疼痛、肿胀和功能障碍等。疼痛是最常见的症状,随着病情的发展,疼痛可能会逐渐加重。肿胀和功能障碍也是常见的症状,尤其是在膝关节、髋关节等部位。

低恶性髓内骨肉瘤的诊断通常需要通过影像学检查和病理学检查来判断。影像学检查可以发现肿瘤的位置、大小以及与周围组织的关系等。病理学检查可以通过组织活检来确定肿瘤的性质和恶性程度。

低恶性髓内骨肉瘤的治疗通常采用手术治疗和术后放疗的综合治疗方案。手术治疗的目的是尽可能切除肿瘤组织,同时保留周围正常的组织。术后放疗可以进一步杀死残留的肿瘤细胞,降低复发的可能性。

总的来说,低恶性髓内骨肉瘤是一种较为严重的疾病,需要及时诊断和治疗。通过综合治疗,可以有效地控制病情,并提高患者的生活质量。

93 成软骨细胞瘤是怎样的肿瘤?

成软骨细胞瘤是一种相对较为少见的骨肿瘤,主要在青少年骨骼生长发育期发生。这种肿瘤起源于软骨细胞,虽然具有良性肿瘤的特点,但仍然需要手术治疗和病理学检查确诊。

成软骨细胞瘤的症状通常包括局部疼痛、肿胀和关节活动受限等。疼痛是最常见的症状,随着病情的发展,疼痛可能会逐渐加重。此外,肿胀和关节活动受限也是常见的症状,尤其是在膝关节、髋关节等部位。

成软骨细胞瘤的影像学表现通常为长骨的干骺端或骨突处有一位于中心或偏心的圆形溶骨性病变,周围有一很细的硬化边缘。这种病变的大小通常为2～4厘米。

成软骨细胞瘤的治疗通常采用手术治疗和植骨治疗。手术治疗的目的是尽可能切除肿瘤组织,同时保留周围正常组织。植骨治疗有助于促进骨骼的愈合和重建。

总的来说,成软骨细胞瘤是一种良性骨肿瘤,但仍然需要手术治疗和病理学检查确诊。通过综合治疗,可以有效地控制病情,并提高患者的生活质量。

94 软骨肉瘤是怎样的肿瘤?

软骨肉瘤是一种常见的恶性骨肿瘤,起源于软骨细胞。它可以发生在任何年龄段,但最常见的是在青少年和成年初期。

软骨肉瘤主要影响骨骼,特别是手臂、骨盆或膝关节等部位的软骨细胞。它通常是一种发展缓慢的肿瘤,可能在数年或数十年内逐渐增大。

软骨肉瘤的主要症状是患处疼痛,通常在夜间或体力活动时加重。患者可能会感到疼痛处肿胀或可扪及肿块。有时,患处周围还可能会变得僵硬,并伴有压痛。如果肿瘤压迫到脊髓,可能会出现虚弱、麻木,甚至大小便失禁等症状。

软骨肉瘤的诊断通常需要通过影像学检查来确定,如 X 线检查或 MRI 检查等,以明确肿瘤的位置、大小和形状。通过这些检查,可以观察到肿瘤破坏骨骼和软骨组织的情况。医生可能会建议进行活检以明确肿瘤分型并确诊。

软骨肉瘤是一种恶性肿瘤,但可以通过手术治疗和放疗等方法控制和治疗。对于早期的软骨肉瘤,手术切除肿瘤并清除周围组织可能会治愈病情。对于晚期的软骨肉瘤,手术可能无法完全切除肿瘤,但通过放疗和其他治疗方法可以控制肿瘤生长并延长患者的寿命。

95 尤因肉瘤是怎样的肿瘤?

尤因肉瘤是一种好发于儿童和青少年的恶性骨肿瘤,它具有以下特点:恶性程度高,易复发,预后较差。肿块生长较快,局部疼痛、压痛,皮肤潮红,温度高,浅静脉充盈。可发生肺及其他部位转移。这类肿瘤在青少年中较为常见,且男性发病率略高于女性。

对于尤因肉瘤应该如何诊治?尤因肉瘤的诊治主要包括以下步骤:

(1)确诊:医生会进行体格检查、X 线和 MRI 等影像学检查,以及可能需要的病理活检,以明确诊断。

(2)分期:尤因肉瘤的分期通常采用 Enneking 分期,根据肿瘤的大小、位置、与周围组织的浸润情况，以及是否存在远处转移等进行分期。

（3）手术治疗：手术治疗是尤因肉瘤的首选治疗方法。通过手术尽可能切除肿瘤组织，可以降低局部复发的风险，提高临床治愈的成功率。

（4）化疗：化学治疗是通过化学药物杀死肿瘤细胞，阻止肿瘤的生长。常用的化学药物包括长春新碱、环磷酰胺、多柔比星等。

（5）放疗：尤因肉瘤对放射线较为敏感，采用放疗可以缩小瘤体，延长患者生存期。

（6）药物治疗：药物治疗可以缓解疼痛和其他症状，并抑制肿瘤的生长。常用的药物包括非甾体抗炎药、抗肿瘤药物和激素等。

96 骨巨细胞瘤是怎样的肿瘤？

骨巨细胞瘤是一种中间性肿瘤，它既有良性特征，也有恶性特征，因此可以被认为是介于良性和恶性之间的一种肿瘤。它是一种特殊类型的肿瘤，起源于骨髓间叶组织，以基质细胞和多核巨细胞为主要结构。

骨巨细胞瘤通常发生在20～40岁的成年人中，女性发病率略高于男性。这类肿瘤通常发生在长骨的两端，即骨骺端，如股骨远端、胫骨近端和桡骨远端等。肿瘤可以逐渐增大并破坏周围的正常组织,如骨质、关节和肌肉等。

虽然骨巨细胞瘤具有侵袭性,但是它并不像一般的恶性肿瘤那样容易发生转移。然而,在少数情况下,骨巨细胞瘤仍然有可能发生转移,例如,当肿瘤巨大、生长迅速、伴有剧烈疼痛、浸润范围较广时,就有可能发生肺转移或其他部位的转移。

骨巨细胞瘤的治疗方法包括手术治疗和非手术治疗。

手术治疗是骨巨细胞瘤的首选治疗方法,通常采用病灶刮除灭活+植骨(骨水泥填充)+钢板内固定的手术方法。这种方法可以在彻底清除肿瘤的前提下,最大程度地保留肢体关节功能。对于多次复发以及侵犯关节及周围软组织的患者,通常建议进行切除或节段切除,并进行自身其他部位骨段或肿瘤假体重建术,以恢复肢体功能。

非手术治疗包括放疗和药物治疗。放疗可以杀死肿瘤细胞,缓解疼痛和其他症状,并抑制肿瘤的生长。药物治疗可以缓解疼痛和其他症状,并控制肿瘤的生长。

总的来说,骨巨细胞瘤的治疗需要综合考虑患者的具体情况和医生的建议,采用手术切除、放疗和药物治疗等多种方法进行治疗。

97 多发性骨髓瘤是怎样的肿瘤?

多发性骨髓瘤是一种血液系统的恶性肿瘤,起源于骨髓中的浆细胞,通常表现为骨痛、贫血、凝血功能异常、高钙血症等症状。

这种肿瘤通常多发于老年人,好发部位包括脊柱、肋骨、颅骨、胸骨等,但也可以出现在其他部位。其病因可能与遗传、身体系统受损情况、环境因素、化学因素等有关。

多发性骨髓瘤需要进行及时治疗,一般采用化疗、放疗、干细胞移植等方法。治疗后的生存期因患者个体差异而异,也与病情严重程度和治疗方案有关。

98 骨血管瘤是怎样的肿瘤?

骨血管瘤是一种良性肿瘤,它可以发生在身体的任何部位,但通常发生在骨内。这种肿瘤是血管组织异常增生所形成的瘤样病变,其中海绵状血管瘤是最为常见的类型。

骨血管瘤通常不会有明显的症状,但有时可能会引起疼痛或肿胀等不适。在严重的情况下,如果肿瘤侵犯到神经或脊髓,可能会导致神经功能障碍或瘫痪等后果。

对于骨血管瘤的诊断通常需要进行影像学检查,如 X 线、CT 或 MRI 检查等。治疗方法包括手术治疗、放疗和药物治疗等,具体的治疗方案需要根据患者的具体情况和医生的建议来确定。

总之,骨血管瘤是一种良性肿瘤,通常不会对身体造成严重的影响,但仍需及时诊断和治疗。

99 骨血管肉瘤是怎样的肿瘤?

骨血管肉瘤是一种恶性骨肿瘤,它具有以下特点:

(1)疼痛:这是最常见的症状,疼痛通常开始于肿瘤位置,可以持续数周甚至数月,并会逐渐加重。

(2)肿块:当骨血管肉瘤生长到一定大小时,可能出现局部肿块或肿物,肿块形状不规则,质地坚硬,没有移动性,并且有可能引起肿块周围的皮肤变色或使皮肤下出现小结节。

(3)关节肿胀、疼痛和僵硬:骨血管肉瘤通常出现在肢端,因此可以引起附近关节的问题。

(4)骨折:当肿瘤侵入骨骼时,可以使骨骼变得非常脆弱,从而容易导致骨折。

(5)疲劳:骨血管肉瘤患者也可能感到疲劳不适,这可能是由于肿瘤导致的体力耗竭或压力增加引起的。

100 骨血管肉瘤该如何诊治?

骨血管肉瘤是一种高度恶性的骨肿瘤,易发生早期转移,且预后不良。因此,一经确诊,在未发现转移灶时,治疗应以手术切除为主,只要全身情况和各器官功能尚好,能够耐受手术且而无手术禁忌者,宜尽早施行根治性手术切除或截肢术。肿瘤位于脊柱并截瘫者,宜尽早手术切除肿瘤累及的椎骨,并施行脊髓减压、脊柱内固定术。

 骨的良性纤维细胞瘤与恶性纤维细胞瘤的区别在哪?

骨的良性纤维细胞瘤是一种由纤维细胞构成的良性肿瘤,其主要成分包括组织细胞和纤维母细胞。它是一种罕见疾病,主要发生于成人,男女发病率相似。

这种肿瘤主要发生于全身各种骨骼,特别是股骨、胫骨等长骨,可以侵蚀骨干、骨骺等位置,侵蚀范围广泛。在临床表现中,即使没有发生骨折,也可能出现局部比较严重的疼痛以及轻微的肿胀。

放、化疗对骨的良性纤维细胞瘤无效,因此主要采取手术治疗。手术的方式包括病灶边缘切除加植骨术,或者病灶刮除、灭活加植骨术。由于它属于良性肿瘤,所以治疗效果通常比较满意。

骨的恶性纤维细胞瘤是一种起源于原始间叶细胞的恶性肿瘤,也称为骨的纤维肉瘤。这种肿瘤在组织学上与骨肉瘤相似,但恶性程度相对较低,通常比骨肉瘤预后较好。

骨的恶性纤维细胞瘤主要发生于40～60岁的男性,好发于长骨的干骺端,尤其是股骨远端以及胫骨近端。其病因通常与环境饮食因素、遗传因素等有密切相关性。

这种肿瘤的局部症状包括明显疼痛、肿胀以及包块，部分病例由于骨质受到破坏而发生病理性骨折。恶性纤维组织细胞瘤的恶性程度较高，容易转移至肺脏和肝脏。

在确诊后，对于骨的恶性纤维细胞瘤通常采用手术进行根治性切除，并结合放、化疗进行辅助治疗。患者需要摄食更多的高纤维食物，减少脂肪摄入，限制酒精摄入，避免腌制、熏制食物，以及含有亚硝酸盐类食物的摄入。

102 骨内脂肪瘤是怎样的肿瘤？

骨内脂肪瘤是一种良性肿瘤，通常发生于骨髓腔内，由成熟的脂肪细胞组成。该肿瘤在 X 线片上常表现为溶骨性病灶，边界清晰，有硬化边。典型的 1、2 期病变在影像学上呈现出地图样、溶骨性病灶，伴边界清晰的硬化边；3 期病变，其影像学表现无特异性。

当出现长骨干骺端疼痛，并迅速发展为持续性剧痛，且在夜间加重时，可能提示该病的发生。

骨内脂肪瘤是一种良性肿瘤，通常不会引起严重的症状。如果肿瘤没有影响骨的力学稳定性，可以采取门诊随访观察的方法，暂时不需要手术治疗。

但如果骨内脂肪瘤引起疼痛、不适等症状，或者已影响骨的力学稳定性，可以考虑手术治疗。手术治疗包括病灶刮除术和病灶切除术等,应根据患者的具体情况和医生的建议来选择合适的手术方法。

除了手术治疗,还可以采用药物治疗和放疗等非手术治疗方法。药物治疗可以缓解疼痛和其他症状,并抑制肿瘤的生长;放疗可以杀死肿瘤细胞,缓解疼痛和其他症状,并抑制肿瘤的生长。

103 骨内脂肪肉瘤是怎样的肿瘤?

骨内脂肪肉瘤是一种恶性肿瘤,通常由脂肪细胞构成,发生于骨髓腔内。这种肿瘤在 X 线片上通常表现为溶骨性病灶,边界不清晰,有硬化边。骨内脂肪肉瘤的症状包括局部疼痛、肿胀和包块等,有时会影响骨的力学稳定性。

骨内脂肪肉瘤的治疗方法以手术治疗为主,采用病灶切除术或截肢术等。对于复发的肿瘤,应积极争取再次手术,如情况许可,可多次手术,切除局部病灶,解除压迫症状,以提高患者的生活质量,延长生存时间。术后进行放、化疗对控制疾病的发展是有帮助的,但疗效不令人满意。

骨内脂肪肉瘤的预后与病理类型相关,其恶性程度相差很大。分化良好型脂肪肉瘤和黏液型脂肪肉瘤的预后较其他类型的脂肪肉瘤好。当手术切除不彻底时可局部复发,但很少发生转移。圆形细胞型脂肪肉瘤和多形性脂肪肉瘤易发生血行转移,常转移至肺、肝、骨，预后差。

总之，骨内脂肪肉瘤是一种恶性肿瘤，需要采取手术治疗和非手术治疗相结合的方法进行治疗。对于复发的肿瘤，应积极争取再次手术。术后进行放、化疗有助于控制疾病的发展，但疗效不令人满意。预后与病理类型相关。

 104 脊索瘤是怎样的肿瘤？

脊索瘤是一种局部侵袭性或恶性肿瘤，起源于胚胎残留的脊索组织。它主要发生在脊柱的两端，以骶骨脊索瘤为主，多发于中老年人。脊索瘤在生长过程中会对局部组织造成破坏，并可能压迫神经根和脊髓，引起疼痛、活动受限和神经功能障碍等症状。

对于脊索瘤的诊断通常需要进行影像学检查，如 X 线、CT 和 MRI 检查等，以确定肿瘤的位置、大小和与周围组织的浸润情况。同时，需要进行病理活检，以确定肿瘤的组织学特征和恶性程度。

脊索瘤的治疗方法以手术治疗为主，但手术切除难度较大，容易复发。术后可能需要进行放疗和化疗等辅助治疗，以杀死残留的肿瘤细胞，控制肿瘤的生长和扩散。

105 骨囊肿是一种怎样的病变？

骨囊肿是一种良性病变，通常在骨骼上形成空腔，内部充满液体。这种病变通常不会引起疼痛和其他明显症状，因此很多患者在发现患病时并没有意识到它的存在。骨囊肿通常在患者体检或因为其他原因进行X线检查时被发现。

骨囊肿的发病原因尚不明确，可能的原因包括创伤或机械性损伤导致的病理性反应或静脉阻塞所造成的骨内滑膜囊肿。此外，局部骨质循环异常也可能导致骨囊肿的形成。

对于无任何症状、囊腔体积小于1立方厘米、发生病理性骨折风险低的患者，通常可以采取非手术治疗，比如在囊腔内注射药物，如注射用甲泼尼龙琥珀酸钠等。而对于囊肿较大、有症状的患者，可以将囊肿整块切除，或进行病灶刮除植骨术治疗。

106 动脉瘤样骨囊肿是怎么回事？ 该如何治疗？

动脉瘤样骨囊肿是一种良性骨肿瘤，具有侵袭性，其发病机制目前尚不明确。该病主要发生在10～20岁年龄段的青少年和儿童，病变部位通常在长骨和扁骨的骨端。

动脉瘤样骨囊肿的主要症状是疼痛和肿胀，随着病情发展，还可能出现关节活动受限、肌肉萎缩等症状。该病的诊断主要依靠影像学检查,如 X 线、CT 和 MRI 检查等。对于动脉瘤样骨囊肿通常需要进行手术治疗,手术方法包括病灶刮除术和病灶切除术等。

总之,动脉瘤样骨囊肿是一种良性骨肿瘤,需要采取综合治疗。

骨纤维异样增殖症是怎样一种病?

骨纤维异样增殖症是一种病因不明的、进展缓慢的自限性良性骨纤维组织疾病。由于该病变发生部位不同,临床症状也有差别,通常会引起局部疼痛、畸形、肿胀等症状。骨纤维异样增殖症在 X 线检查、CT 检查、MRI 检查、病理学检查中都会有所表现,需要结合患者病史、临床症状、辅助检查情况分析,并排除其他类似疾病后进行确诊。

骨纤维异样增殖症的治疗主要通过病灶刮除术、植骨术等方式,将异常增殖的骨纤维彻底切除,然后在缺损的骨质部位进行植骨治疗。对于病变较小的患者,可以暂时不用手术,但需要定期随诊复查。在复查过程中,如果发现病变发展迅速,或者患者出现明显畸形和功能障碍者,就要考虑手术治疗。

除了手术治疗外,患者还应注意保持积极的治疗心态,保证营养的均衡摄入,这有助于骨纤维异样增殖症的治疗。同时,患者还应避免剧烈运动和重体力劳动,以避免病变部位发生骨折或其他并发症。

总之,骨纤维异样增殖症是一种良性骨纤维组织疾病,需要结合患者具体情况和医生建议进行治疗。通过病灶刮除术、植骨术等手术治疗方式,可以有效控制病情发展,缓解疼痛和其他症状,提高患者的生活质量。

108 骨的嗜酸性肉芽肿是怎样的肿瘤?

骨的嗜酸性肉芽肿是一种局限于骨的组织细胞增殖症,该病属于组织细胞增多症的一种类型。它通常是一种良性肿瘤,主要累及青少年,好发部位包括颅骨、肋骨、脊柱、肩胛骨等长骨和扁骨的骨端。

骨的嗜酸性肉芽肿的病因尚不明确,可能与过敏、感染、免疫等因素有关。在临床上,该病主要表现为疼痛、肿胀、皮肤瘙痒等症状,也可能出现病理性骨折、骨破坏等症状。

骨的嗜酸性肉芽肿的诊断主要依靠影像学检查和病理活检。X线和CT检查可以显示溶骨性病灶,MRI检查可以更清楚地显示病变范围和周围组织的侵犯情况。病理活检可以通过对组织样本进行显微镜检查,确认病变的性质和诊断。

对于骨的嗜酸性肉芽肿的治疗,一般采取手术切除、刮除,激素注射、放疗等方法。对于病变较小的患者,可以采用保守治疗,通过观察和药物治疗等。而对于病变较大的患者,如果影响到神经功能或出现病理性骨折等严重并发症,需要考虑手术治疗。

109 腱鞘巨细胞瘤是怎样的肿瘤? 该如何诊治?

腱鞘巨细胞瘤是一种良性肿瘤,通常发生在手指和手腕的腱鞘中。它是一种缓慢生长的肿瘤,通常不会扩散到身体其他部位。

治疗方法主要包括手术切除和局部放疗。手术切除通常是在局部麻醉下进行的,切除肿瘤及其周围的部分腱鞘组织,以减少复发的可能性。对于较大的肿瘤或复发的病例,可能需要进行范围更广泛的手术切除,包括切除整个手腕或手指。

局部放疗也可以作为一种治疗选择,通过使用高能量 X 射线或其他形式的辐射来破坏肿瘤细胞并抑制其生长。但放疗通常不作为首选的治疗方法,因为长期使用放射线治疗可能对周围正常组织造成损伤。

在诊断方面,医生通常会进行体格检查,观察肿瘤的位置和大小,并可能进行 X 线或 MRI 等影像学检查以帮助确定肿瘤的性质。在活检明确诊断后,医生会根据患

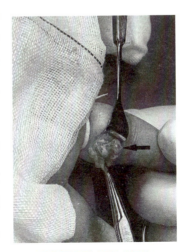

腱鞘巨细胞瘤手术图片

者的具体情况制订治疗方案。

尽管腱鞘巨细胞瘤是良性的,但有时它也会复发。因此,手术后患者需要定期进行随访,以监测肿瘤是否复发。如果肿瘤复发,可能需要再次手术或尝试其他治疗方法。

110 横纹肌肉瘤是怎样的肿瘤?

横纹肌肉瘤是较常见的软组织肉瘤之一,占软组织恶性肿瘤的 $15\%\sim20\%$,以儿童发病率为最高,可发生于人体任何部位的横纹肌,也可发生在无横纹肌的部位。根据组织学特点,横纹肌肉瘤可分为多形性、胚胎性、葡萄状、腺泡状四种类型。

临床上,横纹肌肉瘤多为无痛性肿块,随着肿瘤的不断增大,常可出现疼痛感,并影响肢体的功能,肿块表面皮温升高和潮红,易诱使临床医生误诊为脓肿而进行切开引流。横纹肌肉瘤恶性程度比较高,手术范围强调必须包括肿瘤所在区域的全部肌肉。对于肢体的横纹肌肉瘤,要进行起止点的切除,预后与手术的彻底性直接相关。

此外,放疗对于横纹肌肉瘤也是比较有效的,横纹肌肉瘤对化疗有相当的敏感性,因此化疗应作为综合治疗手段之一加以灵活应用。在诊治方面,医生通常会进行体格检查和影像学检查以确定肿瘤的性质和位置,并可能进行活检以证实诊断。根据患者的具体情况,医生会制定相应的治疗方案,包括手术治疗、放疗和化疗等综合手段。

 滑膜肉瘤是怎样的肿瘤?

　　滑膜肉瘤是一种起源于关节、滑膜及腱鞘滑膜的软组织恶性肿瘤,主要发生在四肢的大关节,也可以发生于前臂、大腿、腰背部的肌膜和筋膜上。滑膜肉瘤的主要症状为局部肿胀、肿块、活动受限、疼痛等,疼痛多为隐痛或钝痛,后期呈现剧烈疼痛,夜间疼痛比较显著。

　　滑膜肉瘤的诊断主要依靠影像学检查和病理学检查。在治疗方面,首选手术治疗,如广泛切除术,根据肿瘤的位置、大小,可能需要切除全部或部分肢体。如果肿瘤长在四肢上,则根据病情进行间室切除、广泛切除或截肢。术后需要配合相应辅助治疗,如化疗、放疗等。

112 纤维肉瘤是怎样的肿瘤?

　　纤维肉瘤是一种恶性肿瘤,来源于纤维组织,多发生于骨骼、软组织中,且发病率较高。纤维肉瘤的主要症状为病变部位的肿胀、疼痛和皮肤麻木感等。治疗纤维肉瘤的方法以手术切除为主,在切除彻底的前提下会有较高的治愈率。对于某些恶性纤维性肿瘤,如恶性纤维组织细胞瘤等,在发病的早期就出现了全身的转移、扩散,此时患者应采取综合治疗方法,如术前进行放疗、化疗等,以遏制局部肿瘤的生长,再进行手术切除,这样可以有效提高手术的成功率。针对患者的病情应该"对症下药",对不同的纤维肉瘤使用不同的疗法,制订相对应的治疗方法,比如局部或广泛切除的方法,必要时可以截肢。

113 透明细胞肉瘤是怎样的肿瘤?

透明细胞肉瘤是一种较为少见的软组织恶性肿瘤,其主要特点包括:

(1)肿瘤细胞形态较为单一,呈圆形或卵圆形,胞质丰富透明。

(2)肿瘤细胞常呈浸润性生长,边界不清,与周围组织分界不清。

(3)肿瘤细胞可侵犯血管和神经,导致出血和疼痛等症状。

(4)透明细胞肉瘤多发生于四肢和躯干等部位,可呈局部浸润生长,也可经淋巴和血行转移。

(5)肿瘤的恶性程度较高,但与其他软组织肉瘤相比,对化疗和放疗的敏感性较差。

透明细胞肉瘤的治疗方法包括手术切除、放疗和化疗等。对于局限性肿瘤,手术切除是一种有效的治疗方法,可以通过切除肿瘤组织达到治愈的目的。对于无法手术或手术难以切除的肿瘤，可以采取放疗和化疗等方法来缓解症状和控制肿瘤的生长。

放疗可以破坏肿瘤细胞的 DNA 结构和功能，从而抑制肿瘤细胞的增殖和扩散。化疗则通过药物抑制肿瘤细胞的分裂和增殖，从而控制肿瘤的生长。常用的化疗药物包括阿霉素、环磷酰胺、长春新碱等。

需要注意的是，透明细胞肉瘤的恶性程度较高，且对化疗和放疗的敏感性较差，因此治疗难度较大。

114 脂肪瘤与脂肪肉瘤有何不同？

脂肪瘤和脂肪肉瘤在病理性质、好发部位、肿瘤表现和治疗方式等方面存在明显差异。

（1）病理性质：脂肪瘤大多数属于良性肿瘤，而脂肪肉瘤则属于恶性肿瘤。

（2）好发部位：脂肪瘤最常见的好发部位为体表，主要是肩膀、背部、颈部及四肢的皮下组织，而脂肪肉瘤好发于臀部、大腿及腹膜后。

（3）肿瘤表现：脂肪瘤上方皮肤表面光滑完整，无红、肿、热、痛的炎症表现，触之柔软，有时可感觉到肿瘤的分叶，而且无痛感。脂肪肉瘤前期无疼痛，随病情发展，脂肪肉瘤处的皮肤皮温升高，并可能伴有剧烈疼痛、活动受限等症状。

（4）治疗方式：脂肪瘤的治疗方法主要是手术切除，如肿块切除术等。而对于脂肪肉瘤，可以在医生的指导下进行化疗，使用化学药物如曲贝替定、艾立布林等。

总之，脂肪瘤和脂肪肉瘤虽然都与脂肪细胞有关，但它们在多个方面存在显著差异。

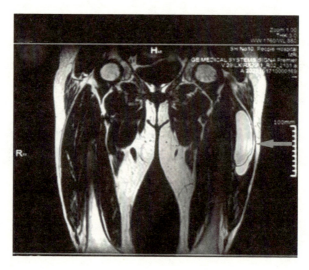

大腿上段外侧脂肪瘤 MRI 图像

115 神经鞘瘤是怎样的肿瘤？

神经鞘瘤是一种起源于神经鞘细胞的良性肿瘤，通常发生于周围神经和脊神经。这种肿瘤通常呈现圆形或卵圆形，表面光滑，质地坚韧，与周围组织分界清晰。随着肿瘤的生长，可能会压迫周围的神经组织，导致疼痛、麻木、无力等症状。在疾病晚期，神经鞘瘤还可能发生恶变,演变为神经鞘肉瘤。

在诊断方面,医生通常会进行体格检查和影像学检查,以确定肿瘤的位置、大小和性质。影像学检查包括 X 线、CT、MRI 检查等,可以显示肿瘤的大小、形状和与周围组织的关联。此外,医生还可能进行病理学检查,通过活检或手术切除肿瘤样本,进行细胞学和分子生物学分析,以确定肿瘤的性质和类型。

在治疗方面,对于神经鞘瘤通常采用手术切除的方法。手术切除可以有效地去除肿瘤,减轻症状,并降低恶变的风险。在手术中,医生会尽可能完整地切除肿瘤,以减少复发的可能性。如果肿瘤较大或与周围组织粘连较紧,可能需要进行部分神经切除或神经移植手术。

手术后,患者需要进行密切的随访观察,定期进行影像学检查和体格检查,以监测肿瘤是否复发。如果肿瘤复发,需要及时进行再次手术切除。此外,患者还可能需要接受辅助治疗,如放疗、化疗等,以降低复发和恶变的风险。

总之,尽管神经鞘瘤是一种良性肿瘤,但如果不及时治疗可能会引起严重的神经功能障碍。

第六篇
患者就诊、复查时的
注意事项

116 骨与软组织肿瘤患者如何找对医生看病？

需要做好以下几点：

（1）了解自己的病情：在找医生之前，患者需要对自己的病情有一个基本的了解。这包括了解自己的症状、病史、家族史、疾病的发展趋势等。这有助于患者更好地向医生描述自己的情况，以便医生做出更准确的诊断和治疗建议。

（2）寻找专业医生：患者应该寻找专业的骨与软组织肿瘤医生进行咨询和治疗。这些医生通常具有丰富的临床经验和专业知识，能够提供最先进的治疗方案和护理建议。患者可以通过医院的网站或医生办公室的电话进行咨询，或者通过专业协会或组织进行查询。

（3）了解医生的资质和经验：在选择医生时，患者应该了解医生的资质和经验。这包括医生的学历、专业背景、从业经验、研究成果等。这些信息可以帮助患者评估医生的能力和可靠性，从而选择最适合自己的医生。

（4）查看医生的评价和口碑：患者可以通过互联网或社交媒

体查看医生的治疗效果和患者评价。这些信息可以帮助患者了解医生的治疗水平和患者的满意度,从而选择最适合自己的医生。

(5)提前预约和充分准备:在看医生之前,患者应该提前预约并充分准备。这包括整理自己的症状、病史、家族史等资料,以便向医生提供完整的信息。同时,患者也应该了解自己的权利和义务,以便在看医生的过程中更好地与医生合作。

总之,骨与软组织肿瘤患者在寻找合适的医生看病前,需要做好充分的准备。通过了解自己的病情、寻找专业医生、了解医生的资质和经验、查看医生的评价和口碑以及提前预约和充分准备,患者可以找到适合自己的医生并获得最佳的治疗效果。

骨与软组织肿瘤患者就诊时需要注意什么?

需要注意以下事项:

(1)详细描述病史:患者应该向医生详细叙述患病的过程,包括肿瘤出现的时间、大小,是否伴有疼痛、活动障碍,肿物是否增大及增大的速度等。同时,是否有过外伤史、既往特殊的疾病史、遗传病史等信息也需要告知医生。

(2)提供治疗史:患者应该向医生详细描述之前的治疗过程,包括推拿、按摩、针灸、不适当的功能锻炼等治疗方法。这有助于医生对疾病进行正确的诊断和评估。

(3)遵医嘱进行治疗:骨与软组织肿瘤的治疗需要综合多种

方法,包括手术治疗、放疗、化疗等。患者应该遵循医生的建议,按时按量完成治疗计划,同时保持良好的生活习惯和心态,以促进康复。

(4)定期随访:骨与软组织肿瘤有一定的复发风险,患者应该按照医生的建议进行定期随访,以便及时发现和治疗可能出现的复发或转移。

(5)关注身体状况:骨与软组织肿瘤患者在治疗结束后,需要关注身体状况的变化。如果出现异常症状,应及时就医,以避免延误治疗。

118 患者为何经常需要做 CT、MRI 等影像学检查? 对身体有害吗?

患者在治疗过程中,经常需要进行 CT、MRI 等影像学检查,这主要是为了帮助医生更准确地诊断病情,制定合适的治疗方案,以及评估治疗效果。

这些影像学检查能够提供患者身体内部不同部位和组织的详细图像,帮助医生了解肿瘤的大小、位置、浸润深度以及与周围组织的关系。这些信息对于医生判断肿瘤的性质、生长速度以及制定有针对性的治疗方案非常重要。

关于这些检查是否对身体有害,我们需要知道的是,这些影像学检查所使用的辐射剂量通常都在安全范围内,不会对身体健康造成长期影响。而且,医生会根据患者的具体情况和需要来选择最合适的检查方法,以确保既能获得足够的诊断信息,又尽可能减少对患者的辐射暴露。

然而,对于一些肿瘤患者,可能需要短期内反复进行 CT 等影像学检查,这种情况以病情的治疗需要为主,患者通常接触的辐射剂量相对比较安全,对身体的影响非常小。

因此,在进行这些影像学检查时,患者应该遵循医生的建议,按照需要进行检查,并尽可能减少不必要的暴露。同时,医生也会根据患者的具体情况和需要来选择最合适的检查方法,最大程度地保护患者的身体健康。

119 骨与软组织肿瘤复发指的是什么?

骨与软组织肿瘤的复发是指恶性肿瘤在经过治疗后,病情已经得到控制或痊愈,但在一段时间后,同一部位或其他部位再次出现与原发肿瘤相同或相似的肿瘤。

骨与软组织肿瘤的复发可以是局部复发、区域性复发,也可以是远处复发。局部复发指的是肿瘤在原发部位或附近再次出现;区域性复发指的是肿瘤在身体同一侧的区域或邻近部位再次出现;远处复发则是指肿瘤在身体的其他部位再次出现,通常是在不同的器官或组织中。

骨与软组织肿瘤复发的诊断通常需要结合患者的病史、体格检查、影像学检查和病理学检查等综合手段来确定。在治疗方面,骨与软组织肿瘤复发的治疗方法取决于复发的部位、病情的严重程度、患者的身体状况及初次治疗的方式等。

需要注意的是,骨与软组织肿瘤的复发是一种较为复杂的情况,其发生可能与多种因素有关,包括肿瘤细胞的特性、患者的免疫系统状态、初次治疗的方式和效果等。

120 不同骨与软组织肿瘤的复查周期是多少?

不同骨与软组织肿瘤的复查周期因病情和治疗方案而异。一般来说,骨与软组织肿瘤患者在出院后需要定期进行复查,以监测病情变化和评估治疗效果。

在术后前 3 年,骨与软组织肿瘤患者需要每 2～3 个月进行一次复查,主要内容包括手术局部的 X 线检查、增强 CT 或 MRI 检查、局部 B 超检查等。同时,还需要进行肺部检查以明确有无转移。骨肿瘤患者每年还需要进行全身骨扫描检查以明确有无多发骨病变。

术后第 4～10 年,骨与软组织肿瘤患者需要每半年进行一次复查,持续 2～3 年。随后需要每年进行复查。

具体的复查周期还可能因患者的个体差异和医生的治疗建议而有所不同。因此,患者在治疗过程中应遵循医生的建议,定期进行复查,以确保病情得到有效控制。